临床血液病诊断新编

主 编◎艾丽梅 张 欣

吉林科学技术出版社

图书在版编目（CIP）数据

临床血液病诊断新编/ 艾丽梅等主编. -- 长春：
吉林科学技术出版社, 2019.8
　ISBN 978-7-5578-5962-6

　Ⅰ.①临… Ⅱ.①艾… Ⅲ.①血液病–诊疗 Ⅳ.
①R552

　中国版本图书馆CIP数据核字(2019)第159922号

临床血液病诊断新编
LINCHUANG XUEYEBING ZHENDUAN XINBIAN

出 版 人　李　梁
责任编辑　李　征　李红梅
书籍装帧　山东道克图文快印有限公司
封面设计　山东道克图文快印有限公司
开　　本　787mm×1092mm　1/16
字　　数　261千字
印　　张　11.25
印　　数　3000册
版　　次　2019年8月第1版
印　　次　2019年8月第1次印刷

出　　版　吉林科学技术出版社
发　　行　吉林科学技术出版社
地　　址　长春市福祉大路5788号出版集团A座
邮　　编　130000
发行部电话/传真　0431-81629529　81629530　81629531
　　　　　　　　　81629532　81629533　81629534
储运部电话　0431-86059116
编辑部电话　0431-81629508
网　　址　http://www.jlstp.net
印　　刷　山东道克图文快印有限公司

书　　号　ISBN 978-7-5578-5962-6
定　　价　98.00元

《临床血液病诊断新编》
编委会名单

主　编

艾丽梅　　张　欣

副主编

孙园园　　魏　巍

编　委

(排名不分先后)

艾丽梅　　锦州医科大学附属第一医院
张　欣　　锦州医科大学附属第一医院
孙园园　　锦州医科大学附属第一医院
魏　巍　　锦州医科大学附属第一医院

前　言

　　血液对于人类而言,就如同水对于自然界一样重要,决定着寿命的长短和衰老速度。随着我们生活方式的变化及工、农业生产的迅速发展,环境污染日益严重,血液病的发病率越来越高。许多血液病仅以一些非特征性症状为表现,其诊断常依赖于实验室的检查来明确诊断。因而,一个普通的临床医师,尤其在缺乏实验室条件的基层医院的临床医生,对一些疑难的血液病诊治常感到困难,期望有一本旨在提高血液病诊治能力的参考书。为此,编者参考了国内外大量的文献,编写了本书。

　　全书共分为七章,内容包括白血病、贫血、出凝血疾病、骨髓增生性疾病、其他白细胞疾病、造血干细胞移植、儿科白血病等内容,对临床常见的血液疾病进行了论述。本书是结合编者多年对血液病研究经验和目前的临床研究前沿诊疗技术汇聚而成的指导性书籍,可供各级和各科医师、护理人员、检验技术人员、高等教育院校师生及研究生等参考阅读。

　　尽管编者在本书编写过程中查阅了国内外相关文献资料,但由于医学发展日新月异,书中难免存在遗漏、不足之处,恳请同道批评指正。

编　者

目 录

第一章　白血病

第一节　急性白血病

一、急性白血病门诊检查常规

（一）必要检查

1.常规

血常规。

2.骨髓

（1）骨髓分类：应包括三系病态造血的具体描述。

（2）骨髓活检病理：石蜡包埋，同时进行骨髓病理免疫组织化学染色；髓系加 NPM1。

（3）细胞组织化学。

（4）染色体核型。

（5）细胞免疫表型分析：流式细胞仪免疫表型分析。

（二）需要检查

1.骨髓/外周血

（1）分子遗传学：待初步诊断确立并根据患者治疗意愿选择检测项目：AMLl/ETO（定量）、MLU AF4、MYH11/CBF3（定量）、PML-RARA（定量）、BCR/ABL P210、BCR/ABL P190、TEL/AML1（ETV6-RUNX1）、E2A/PBX1（TCF3-PBXl）、SIU TEL1、FLT3/ITD、FLT3/TKD、NPM1 突变、c-Kit 突变、CEBP α 突变。

（2）电镜形态及免疫组织化学。

（三）可选检查

1.常规

尿常规、便常规＋潜血、血型（需急诊输注血制品者）。

2.生化

需要急诊进一步治疗的患者应当依照临床情况进行以下检查：

（1）肝肾功能、空腹血糖。

（2）乙肝两对半、丙肝抗体、甲肝抗体，HIV 及梅毒抗体。

（3）电解质六项。

（4）乳酸脱氢酶及同工酶。

(5)凝血八项。

3.其他

心电图、X线胸片/肺CT、腹部B超。

二、急性白血病的支持对症治疗

(一)抗生素的使用

发热患者建议立即进行病原微生物培养并使用抗生素,有明确脏器感染患者应根据感染部位及病原微生物培养结果选用相应抗生素,同时治疗用药的选择应综合患者病情及抗菌药物特点制定。详情参见血液科患者的抗生素使用原则。

(二)血制品输注

1.输注指征

浓缩红细胞:Hb< 80g/L或贫血症状明显建议输注,有心功能不全者可放宽输血指征。

血小板:PLT<20×10^9/L或有活动性出血时建议输注单采血小板,若存在弥散性血管内凝血(DIC)倾向,则PLT<50×10^9/L即应输注单采血小板。

2.照射和过滤

接受免疫抑制性治疗(干细胞移植或使用氟达拉滨时),血制品输注前应当接受照射和(或)过滤处理。

(三)高白细胞的处理

多数患者在诊断明确后通过药物治疗可迅速降低白血病细胞负荷,但少数患者因高白细胞淤滞导致生命危险时可行白细胞分离术。但在APL患者不推荐使用白细胞分离术。

(四)患者及家属知情同意

患者入院后应尽快进行医患沟通,患者及家属签署以下同意书:病重或病危通知书、化疗知情同意书、输血知情同意书、骨穿同意书、腰穿同意书、静脉插管同意书(有条件时)、患者标本留取知情同意书。

(五)肿瘤溶解综合征的预防

在利尿的同时加强水化及碱化,注意水电解质的平衡。白血病细胞增多迅速、高尿酸、出现肾功能损伤迹象的患者在化疗期间可考虑使用别嘌呤醇或拉布立酶。

(六)化疗期间脏器功能损伤的相应防治

镇吐、保肝、水化、碱化、防治尿酸肾病(别嘌呤醇)、抑酸剂等。

(七)造血生长因子

化疗后中性粒细胞绝对值(ANC)≤1.0×10^9/L,可使用粒细胞集落刺激因子(G-CSF)$5\mu g/(kg \cdot d)$。

(八)出凝血异常的纠正

APL患者往往合并严重的出凝血异常,临床出血症状严重,应当积极输注血小板维持血小板计数在30×10^9/L以上,若合并重要脏器出血/DIC的患者应维持血小板在50×10^9/L以上;积极输注新鲜血浆、冷沉淀、纤维蛋白原等维持纤维蛋白原在1.5g/L以上,维持PT、

KPTT 接近正常。应当每日监测出凝血、临床出血症状,可采用小剂量肝素和抗纤溶药物,直至出凝血异常得到纠正。

(九)分化综合征的防治

ATRA 或亚砷酸诱导治疗中约 70% 以上的患者出现不同程度的白细胞增多,约 30% 患者出现分化综合征表现,合并应用化疗后严重分化综合征发生率降至 5%～7%。如果患者存在分化综合征的迹象,如发热、白细胞快速增多、气短、低氧血症、胸腔或心包积液,应当密切监测液体潴留以及肺功能情况并及时应用足量糖皮质激素进行防治。可应用地塞米松 10～20mg/d,3～5d 症状缓解后逐渐减量至停药。严重低氧血症时应当暂停维 A 酸的使用直至症状完全缓解。

(十)某些常用药物不良反应防治

1.糖皮质激素

使用期间注意防治溃疡病、感染以及继发性糖尿病。

2.门冬酰胺酶

使用期间注意过敏反应、出凝血异常、肝功能损害,应予以及时对症支持治疗,Ph(＋)ALL 诊断确立后应停止使用门冬酰胺酶(ASP)。

3.环磷酰胺

应用期间加强碱化水化,应用美司钠解救避免发生出血性膀胱炎。

4.伊马替尼

使用期间若出现严重骨髓抑制合并严重全身性感染、严重消化道反应、伊马替尼相关的3～4级不良反应时可减量或暂时停药。

5.亚砷酸

治疗前和治疗过程中应定期心电图检查 QT 间期,维持电解质尤其是血钾、镁、钙在正常水平,避免合并使用其他引起 QT 间期延长的药物。注意血清肌酐水平。

6.中大剂量阿糖胞苷

(1)中枢神经系统毒性:尤其是肾功能损伤的患者接受中大剂量阿糖胞苷治疗时应当注意中枢神经系统毒性。每次治疗前应当检查患者是否存在眼球震颤、口齿不清以及不对称运动等。如果患者出现中枢神经系统毒性应当立即停药,后续治疗中不应当再次尝试。

(2)肾功能损伤:如果出现肿瘤溶解导致的血清肌酐升高,立即停用大剂量阿糖胞苷直至血清肌酐水平恢复正常。

(3)发热:部分患者治疗过程中出现非感染相关的发热,可对症应用糖皮质激素。输注前或阿糖胞苷配制液中加入小剂量糖皮质激素可明显降低发热的发生。

(4)结膜炎:部分患者治疗过程中出现结膜炎,多为非感染性。大剂量阿糖胞苷使用过程中常规使用皮质醇类眼药水可预防和治疗结膜炎。

(十一)化疗前后肝炎病毒监测

联合化疗、免疫抑制性治疗均可能激活患者体内肝炎病毒复制,尤其是乙型肝炎病毒的激活导致暴发性乙型肝炎危及生命。化疗前应常规进行肝炎病毒筛查,对于 HBeAg 阳性或存在 HBV-DNA 复制的慢性乙型肝炎患者或病毒携带者在接受化疗期间应当接受有效的抗病毒治疗。目前常用药物有拉米夫定、恩替卡韦等。治疗期间应当定期监测病毒复制以及肝功能情况。

第二节　Ph(＋)急性淋巴细胞白血病

一、Ph(＋)急性淋巴细胞白血病诊断

(一)目的

确立 Ph(＋)急性淋巴细胞白血病(aeute lymphoblastic leukemia,ALL)一般诊疗的标准操作规程,确保患者诊疗的正确性和规范性。

(二)范围

适用 Ph(＋)急性淋巴细胞白血病患者的诊疗。

(三)诊断依据与要点

1.诊断依据

根据《World Health Organization Classification of Tumors.Pathology and Genetic ofTumors of Haematopoietic and Lymphoid Tissue》(2008),《血液病诊断及疗效标准》(第三版,科学出版社)。

2.诊断要点及鉴别诊断

(1)诊断要点:在明确 ALL 诊断基础上,遗传学分析发现 Ph 染色体或 BCR/ABL 融合基因。

(2)鉴别诊断:详见第一章第二节急性淋巴细胞白血病。

(四)诊断规程

1.采集病历

(1)现病史:应包括患者症状(贫血、出血、感染以及髓外浸润等相关症状)、初始时间、严重程度以及相关治疗情况。

(2)既往史、个人史:应包括是否有肿瘤病史以及肿瘤家族史;询问其他重要脏器疾病史。

(3)体检:应包括贫血、出血相关体征,肝、脾、淋巴结肿大情况,有无感染病灶等。

2.入院检查

(1)初诊时

1)必要检查

A.常规:血常规、尿常规、便常规＋潜血、血型。

B.骨髓:①骨髓细胞形态;②骨髓分类(应包括三系病态造血的具体描述);③骨髓病理:骨髓活检病理(石蜡包埋,同时进行骨髓病理免疫组织化学染色);④骨髓细胞组织化学:全套组

化；⑤骨髓细胞免疫表型：流式细胞仪免疫表型分析。

C.遗传学：①细胞遗传学：染色体核型（包括荧光原位免疫杂交：BCR/ABL）；②分子遗传学：FLT3/ITD、FLT3/TKD、BCR/ABL P210 定量、BCR/ABL P190 定量。

D.血生化：肝肾功能、空腹血糖、乙肝两对半、丙肝抗体、甲肝抗体、电解质六项、乳酸脱氢酶及同工酶、心肌酶谱。

E.出凝血：凝血八项。

F.细菌、真菌培养＋药敏：入院时常规送鼻、咽、肛周、痰培养及感染部位分泌物培养。住院中体温大于 38.5℃，持续 2d 以上，非感染原因难以解释者送可疑部位分泌物培养。

J.其他：心电图、X 线胸片/胸部 CT、腹部 B 超。

2)需要检查：①髓外浸润：病理活检，免疫组化；②其他：眼底、口腔、耳鼻咽喉检查。

3)可选检查

A.骨髓细胞形态：电镜形态及免疫组织化学。

B.骨髓细胞化学：N-ALP、PAS、铁染色、巨核细胞酶标。

C.分子遗传学：①TCR/IGH 重排、IKZF1 突变、MYC 突变、CRFL2 BAALC、EGR、MN1 表达水平；②MLL、EVI1 等相关基因异常筛查；③MicroRNA 筛查；④脑脊液检查（疑存在中枢神经系统白血病时）：包括压力、常规、生化、β2-微球蛋白，流式细胞仪白血病细胞检测。

D.免疫学：免疫球蛋白定量、淋巴细胞亚群。

(2)诱导治疗期必要检查：①骨髓形态：诱导治疗第 14 天及疗程结束后 2 周内；②遗传学检测：诱导治疗结束后 2 周内行染色体核型、BCR/ABL 荧光原位免疫杂交、BC R/ABL 融合基因定量；③流式残留病监测：细胞免疫表型分析残留病水平。

(3)缓解后治疗期

1)必要检查：①骨髓形态：每次化疗前进行，评价骨髓缓解状态；维持治疗阶段每 3 个月进行一次；②遗传学：染色体核型及免疫荧光原位杂交：初诊时存在异常复查至正常；③分子遗传学：分子生物学标志检测：BCR/ABL 融合基因定量检测每次化疗前进行，维持治疗阶段每 3 个月进行一次；④流式残留病监测（注明治疗前特点）：诱导治疗结束、早期强化结束、晚期巩固结束、维持治疗阶段每 3 月进行。

2)可选检查：淋巴细胞亚群、免疫球蛋白定量于缓解后、3、6、12、18、24、36 个月复查，维持治疗结束后每年复查 1 次连续 2 年。

(4)复发后

1)必要检查：骨髓分类、染色体核型、流式细胞仪免疫表型分析、分子遗传学检查（参见初诊时）。

2)可选检查：外周血淋巴细胞亚群、免疫球蛋白定量。

(五)治疗方案的选择

ALL 初步诊断确立尽快行诱导治疗，待遗传学结果回报确认 Ph（＋）ALL 诊断后加用酪氨酸激酶抑制剂（TKls，如伊马替尼），行 HLA 配型寻找潜在供者，择机 CR1 期行造血干细胞移植。

1.预治疗(CP)

环磷酰胺(CTX)200 mg/(m² · d),第-2~0 天,泼尼松(Pred)1mg/(kg · d),第-2~0 天。白细胞计数>30×10⁹/L 或者髓外肿瘤细胞负荷大(肝、脾、淋巴结肿大明显者)的患者建议接受预治疗避免肿瘤溶解综合征。同时注意水化、碱化利尿。

2.诱导化疗方案(VDCLP+IM)

长春新碱(VCR)1.5mg/(m² · d),最大剂量每次不超过 2mg,第 1、8、15、22 天(可依照个体情况以长春地辛每次 4mg 取代 VCR)。

柔红霉素(DNR)40mg/(m² · d),或去甲氧柔红霉素(IDA)8mg/(m² · d),第 1~3 天,第 15~16 天(依照血常规、第 14 天骨髓情况以及患者临床情况进行调整)。

环磷酰胺(CTX)750mg/(m² · d)第 1 天、第 15 天。

门冬酰胺酶(ASP)6000U/(m² · d),第 5、8、1 1、14 天。

泼尼松(Pred)1mg/(m² · d),第 1~14 天,第 15~28 剂量减半。

伊马替尼(IM)400~600mg/d,第 15 天加用,若诱导治疗获得完全缓解则持续应用至 HSCT;若诱导治疗未缓解,行 BCR/ABL 突变分析,调整 TKI 的使用,进入挽救治疗。诱导治疗缓解患者行巩固治疗。

若患者年龄≥60 岁、严重的脏器功能不良或疾病,可选用 VID 方案(VCR+IM+DEX/Pred)作为诱导方案,剂量及使用方法同前述 VDCLP+IM 方案。

诱导治疗疗效的判断:所有患者诱导治疗第 14 天行骨髓穿刺,预测疗效,调整治疗,28~35 天行骨髓形态学、遗传学检测,判断血液学和分子学疗效。诱导治疗缓解者尽快行三联鞘注 1~2 次。

3.早期巩固强化化疗(巩固强化期间应持续应用伊马替尼)

(1)CAM:CTX 0.75g/(m² · d),第 1 天、第 8 天;阿糖胞苷(Ara-C)100mg/(m² · d),第 1~3 天,第 8~10 天;巯嘌呤(6-MP)60mg/(m² · d),第 1~7 天,血象恢复后(白细胞计数≥10×10⁹/L,血小板计数≥50×10⁹/L)行三联鞘注 1~2 次。

(2)HD-MTX:MTX 3.0g/(m² · d),第 1、8、22 天;第 1、8、22 天行三联鞘注;前次用药后肝功能仍异常、血细胞计数仍处于抑制状态者可适当顺延用药。

4.晚期强化

治疗分层:有条件进行同种异基因干细胞移植者早期强化结束后尽早接受移植。

(1)异基因干细胞移植:有 HIA 配型相合同胞供者或无关供者,HLA 部分相合的家族供者,行异基因造血干细胞移植(SCT),伊马替尼 400~600mg/d 持续服用至预处理方案开始(估计用药周期为 5~6 个月)。在治疗过程中,每疗程均监测 BCR/ABL 融合基因水平,有继续下降趋势的可在完成 3 个疗程的强化治疗后行干细胞移植;若融合基因表达呈上升趋势则直接进行移植。异基因 SCT 后不再使用伊马替尼,除非存在分子生物学或血液学复发的证据。无供体、无条件或其他原因不能行干细胞移植治疗者,继续接受巩固强化化疗和伊马替尼的联合治疗。伊马替尼根据个人经济能力决定,无应用条件者按计划化疗,化疗结束后予干扰素维持治疗。

(2)联合化疗/自体干细胞移植

1)COATD 方案(V)

CTX 750mg/rri2,静脉滴注,第 1 天。

VCR 2mg,iv,第 1 天。

Ara-C 100mg/(m^2·d),静脉滴注,第 1～5 天。

替尼泊苷(VM-26)100mg/(m^2·d),静脉滴注,第 1～3 天;地塞米松(DXM)8mg/(m^2·d)×7 天(口服或静脉滴注)。

血象恢复后(白细胞计数≥1×10^9/L,血小板计数≥50×10^9/L)行三联鞘注 1～2 次。

2)自体干细胞移植(ABMT):COATD 方案治疗结束后分子学阴性的患者可选择ABMT,ABMT 后的患者可予继续伊马替尼维持治疗 2 年,不再进行剩余疗程的治疗。

3)VDCD 方案(VI)(再诱导治疗):未接受 Allo-SCT 或 ABMT 的患者接受以下方案治疗:

VCR 2mg,IV,第 1、8、15、22 天。

DNR 30mg/m^2,静脉滴注,第 1～3 天。

CTX 750mg/m^2,静脉滴注,第 1、15 天(美司钠解救)。

DXM 8mg/(m^2·d),第 1～7 天,第 15～21 天(口服或静脉滴注)。血象恢复后(白细胞计数≥1×10^9/L,血小板计数≥50×10^9/L)行三联鞘注 1～2 次。

4)TA 方案(Ⅷ)VM-26 100mg/(m^2·d),静脉滴注,第 1～3 天。Ara-C 100mg/(m^2·d),静脉滴注,第 1～5 天。血象恢复后(白细胞计数≥1×10^9/L,血小板计数≥50×10^9/L)行三联鞘注 1～2 次。

5.维持治疗

(1)含伊马替尼维持治疗方案:未行干细胞移植者建议使用伊马替尼作为维持治疗。

1)缓解后 2 年内 VCR 1.4mg/m^2(单次最大剂量 2mg),每 3 个月一次。DXM 8mg/(m^2·d),第 1～7 天,每 3 个月一次。6-MP[或 6-硫鸟嘌呤(6-TG)]60～75mg/(m^2·d),5 天/月。MTx 20mg/m^2,1 次/月。IM 400～600mg/d,持续应用。

2)缓解后第三年 IM 400～600mg/d,1 月/半年。

(2)不包含伊马替尼的维持治疗方案:干扰素为主方案,无条件使用伊马替尼者采用干扰素维持治疗,300 万单位/次,1 次/隔日,至缓解后 3 年。

(3)常规化疗方案:无条件使用伊马替尼/干扰素患者仍以 MM 方案为主要维持治疗,间断予 MOACD 巩固强化(详情参见第一章第三节急性淋巴细胞白血病治疗规范"维持治疗")。

6-MP 60 mg/(m^2·d),口服,第 1～7 天。

MTX 20 mg/(m^2·d),口服,第 8 天。

强化治疗:MOACD 方案。

MTZ 8mg/m²，静脉滴注，第 1、2 天。

VCR 2mg，iv，第 1 天。

Crx 600mg/m²，静脉滴注，第 1 天。

Ara-C 100mg/(m² · d)，静脉滴注，第 1～5 天。

DXM 6mg/(m² · d)，口服或静脉滴注，第 1～7 天。

6.中枢神经系统白血病(CNSL)预防治疗

(1)三联鞘注：三联鞘注为 CNSL 的预防及治疗的主要方式,病程中未诊断 CNSL 的患者应鞘注 16 次,巩固治疗结束后应完成 8～12 次,维持治疗阶段强化治疗同时进行预防性鞘注。诱导治疗结束血象恢复后(中性粒细胞计数≥1×10⁹/L,血小板计数≥100×10⁹/L,外周血无原始细胞)进行首次鞘内注射(三联,每周鞘注不超过 2 次)并用流式细胞术进行脑脊液白血病细胞分析。

病程中出现 CNSL 者,应每周鞘注 2 次直至症状体征好转、脑脊液检测正常,此后每周一次连续 4～6 周,未行颅脑放射预防者行颅脑脊髓分次放疗 24Gy。

鞘注方案如下:液体量不足时用生理盐水补充;甲氨蝶呤(MTX)10mg;阿糖胞苷(Ara-C)50mg;地塞米松(DXM)10mg。

(2)颅脑/脊髓放疗:拟行干细胞移植者移植前不建议行颅脑放疗预防 CNSL,无移植条件的 30 岁以上的患者一般巩固强化治疗全部结束后进行颅脑分次(10～12 次)照射,总量 18～20Gy;如行脊髓照射,剂量为 12Gy。有 CNSL 的证据者照射剂量为 24Gy,照射野为颅脑＋脊髓。

已行颅脑照射的患者,若无 CNSL 的证据则半年内不进行鞘注治疗。放疗期间可予伊马替尼维持治疗。

7.诱导以及巩固治疗结束后的随访监测治疗

患者维持治疗期间定期检测血象、骨髓形态、染色体、BCR/ABL 融合基因检测,每 3 月复查一次,有条件应行免疫功能监测(包括免疫球蛋白定量、免疫细胞亚群分析)。

8.难治复发患者的治疗

(1)临床试验。

(2)HD-MTX＋ASP/Ara-C。

(3)VDCLP 再诱导。

(4)Allo-HSCT。

(5)二代 TKI 联合化疗。

(6)支持治疗。

二、化疗前准备

见第一章第一节急性白血病诊疗常规。

三、化疗

开始于入院第 3～5 天。

四、化疗后恢复期 35 天内，必须复查的检查项目

(1)血常规、血生化、电解质。

(2)脏器功能评估。

(3)骨髓检查。

(4)微小残留病变检测。

五、化疗中及化疗后治疗

(一)感染防治

参见第一章第七节血液科抗生素使用原则。

(二)脏器功能损伤的相应防治及其他支持对症治疗

见第一章第一节急性白血病诊疗常规。

六、出院标准

(1)一般情况良好。

(2)没有需要住院处理的并发症和(或)合并症。

第三节 急性淋巴细胞白血病

一、急性淋巴细胞白血病诊断

(一)目的

确立急性淋巴细胞白血病(ALL)一般诊疗的标准操作规程，确保患者诊疗的正确性和规范性。

(二)范围

适用急性淋巴细胞白血病患者的诊疗。

(三)诊断依据与要点

1.诊断依据

根据《World Health Organization Classification of Tumors.Pathology and Genetic ofTumors of Haematopoietic and Lymphoid Tissue》(2008),《血液病诊断及疗效标准》(第三版,科学出版社)。

2.诊断要点

(1)典型临床表现:骨髓或外周血原始淋巴细胞超过 25% 可考虑 ALL 诊断,但需要细胞组织化学、细胞免疫表型分析进一步明确诊断。遗传学分析对 ALL 预后判断、治疗选择具有重要意义。

(2)ALL 分型:按照细胞免疫表型可分为 B、T 细胞两大类,依据细胞分化发育阶段进一

步划分,详见表 1-1、表 1-2。

表 1-1　按 B 细胞分化发育阶段划分的 B-ALULBL 分类

免疫学分型	CD79a	CD19	TDT	CD10	Cyμ	SmIg
Pro-B	阳性	阳性	阳性	阴性	阴性	阴性
Common-B	阳性	阳性	阳性	阳性	阴性	阴性
Pre-B	阳性	阳性	阳性	阳性/阴性	阳性	阴性
成熟 B	阳性	阳性	阴性	阳性/阴性	阳性/阴性	阳性

表 1-2　按 T 细胞分化发育阶段划分的 T-ALU LBL 分类

免疫学分型	CyCD3	CD7	CD2	CD1a	CD34	CD3
Pro-T	阳性	阳性	阴性	阴性	阳/阴性	
Pre-T	阳性	阳性	阳性	阴性	阳/阴性	
皮质 T	阳性	阳性	阳性	阳性	阴性	
髓质 T	阳性	阳性	阳性	阴性	阴性	阳性

3.鉴别诊断

(1)传染性单核细胞增多症:EB 病毒感染所致的疾病,临床表现有发热,咽峡炎、浅表淋巴结及肝脾肿大,部分有皮疹,外周血淋巴细胞比例增高,异型淋巴细胞增多超过 10%。其中Ⅲ型细胞胞体大,细胞核形态幼稚,易与原始淋巴细胞混淆。但此类患者骨髓及外周血没有原始淋巴细胞,血清嗜异凝集试验阳性,血清 EB 病毒抗体阳性,可与急性淋巴细胞白血病鉴别。

(2)急性髓系白血病 M0、M1 及急性杂合细胞白血病:临床表现及体征与急性淋巴细胞白血病相似,细胞形态亦难以区分,主要依据细胞表面抗原进行区分。

(3)慢性髓细胞白血病淋巴细胞急性变:伴有 Ph 染色体和(或)BCR/ABL1 融合基因阳性白急性淋巴细胞白血病与部分以淋巴细胞急性变起病的慢性髓系白血病难以区分。一般而言,前者的融合产物多为 P190,后者以 P210 更为常见。BCR/ABL1 融合基因检测在 CML 急淋变患者的髓系造血细胞亦为阳性,不同于原发性 ALL。二者治疗反应亦不同。伴有 Ph 染色体和(或)BCR/ABL1 融合基因阳性急性淋巴细胞白血病通过化疗获得完全缓解后往往能够获得细胞及分子遗传学的完全缓解,慢性髓系白血病急变的患者化疗缓解后通常恢复至慢性期,获得细胞及分子遗传学的完全缓解罕见。

(4)再生障碍性贫血及特发性血小板减少性紫癜:二者血常规与白细胞不增多的白血病可能混淆,但肝脾、淋巴结不肿大,仔细检查骨髓象无异常增多的原始细胞,染色体检查常无异常。

(5)慢性淋巴细胞白血病及幼淋巴细胞白血病:二者均表现为淋巴细胞增高,可有肝脾大、淋巴结肿大,但多数临床进展缓慢,骨髓及外周血中以成熟淋巴细胞为主,后者幼稚淋巴细胞超过 55%。可通过细胞免疫表型分析与急性淋巴细胞白血病鉴别。

ALL 预后：目前认为患者年龄、起病时白细胞数、免疫表型特征、分子及细胞遗传学标志和微小残留病（MRD）状态。

(四)诊断规程

1.采集病历

(1)现病史：应包括患者症状（贫血、出血、感染以及髓外浸润等相关症状）、初始时间、严重程度以及相关治疗情况。

(2)既往史、个人史：应包括是否有肿瘤病史以及肿瘤家族史；询问其他重要脏器疾病史。

(3)体检：应包括贫血、出血相关体征，肝、脾淋巴结及纵隔肿大情况，中枢神经系统白血病表现，有无感染病灶等。

2.入院检查

(1)初诊时

1)必要检查

A.常规：全套血常规＋血涂片检查、尿常规、便常规＋潜血、血型。

B.骨髓形态学：骨髓细胞形态、细胞组织化学染色（全套组化）。

C.遗传学：①细胞遗传学：染色体核型（必要时行荧光原位免疫杂交：BCR/ABLl、MLL、MYC）；②分子遗传学：FLT3/ITD、FLT3/TKD、BCR/ABLl P210、BCR/ABLl P190、MLL/AF4、TEL/AMLl(ETV6-RUNXl)、E2A/PBXl(TCF3-PBXl)、SIL/TELl.

D.免疫表型：流式细胞仪免疫表型分析、染色体倍体分析。

E.生化：肝肾心功能、空腹血糖、乳酸脱氢酶及同工酶、电解质六项。

F.其他：感染相关标志物，凝血八项，心电图、X 线胸片/肺 CT，腹部 B 超，眼底、口腔、耳鼻喉检查。

G.细菌、真菌培养＋药敏：入院时常规送鼻、咽、肛周、痰培养及感染部位分泌物培养；住院中体温大于 38.5C，持续 2 天以上，非感染原因难以解释者送可疑部位分泌物培养。

2)需要检查：①骨髓活检病理（石蜡包埋，同时进行骨髓病理免疫组织化学染色）。②细胞化学：N-ALP、PAS、铁染色、巨核细胞酶标。③电镜形态及免疫组织化学染色。④髓外浸润：病理活检，免疫组化染色。

3)可选检查：①分子遗传学：IKZF1 突变、NOCTH1 突变（T 细胞系）、MYC 突变、CRFL2、JAK2 突变；BAALC、EGR、MN1 表达水平；TCR/IGH 重排；MLL、EVI1 等相关基因异常筛查、Micro-RNA 筛查；②脑脊液检查：包括压力、常规、生化、p2-微球蛋白、离心沉淀涂片及流式细胞仪检查；③CT 或 MRI 等影像学检查（有中枢神经系统白血病临床表现时）。

(2)诱导治疗期：治疗第 14 天及疗程结束后 10 天以内，必须复查骨髓分类。

(3)缓解后治疗期

1)必要检查：①骨髓形态：每次化疗前进行，评价骨髓缓解状态；维持治疗阶段每 3 月进行一次监测病情变化；②染色体核型及免疫荧光原位杂交：初诊时存在异常复查至恢复正常；

③分子生物学标志检测:初诊时存在异常复查至恢复正常;④采用流式细胞术监测微小残留病(注明治疗前特点):诱导治疗结束、早期强化结束、晚期巩固结束、维持治疗阶段每3个月进行。

2)可选检查:①免疫球蛋白定量:于缓解后、3、6、12、18、24、36个月复查,维持治疗结束后每年复查1次连续2年;②淋巴细胞亚群:于缓解后、3、6、12、18、24、36个月复查,维持治疗结束后每年复查1次连续2年。

(4)复发后

1)必要检查:骨髓分类、染色体核型、流式细胞术免疫表型;分子生物学检查参见初诊时相关项目。

2)可选检查:外周血淋巴细胞亚群;免疫球蛋白定量。

(五)治疗方案的选择

初步诊断确立尽快进行诱导治疗,根据患者预后分组调整治疗,高危患者尽快行 HLA 配型寻找供者,择机于 CR1 期行干细胞移植。

1.诱导化疗方案

(1)预治疗

CP:环磷酰胺(CTX)200 mg/d,第-5～0 天;泼尼松(Pred)1mg/(kg·d)第-5～0 天。白细胞计数≥30×10^9/L 或者髓外负荷大(肝脾大、淋巴结肿大明显者)的患者接受预治疗,应防止肿瘤溶解综合征,注意水化、碱化利尿。

VDCLP:长春新碱(VCR)1.5mg/(m^2·d),每次不超过 2mg,第 1、8、15、22 天(可依照个体情况以长春地辛每次 4mg 取代 VCR);柔红霉素(DNR)45mg/(m^2·d),第 1～3 天或去甲氧柔红霉素(IDA)8mg/(m^2·d),第 1～3 天,第 15～16 天(依照第 14 天骨髓情况以及患者临床情况进行调整);环磷酰胺(CTX)750mg/(m·d)第 1 天,第 15 天,美司钠解救;大肠杆菌属门冬酰胺酶(ASP)6000U/(m^2·d),第 8、11、14、17、20、23 天;泼尼松(Pred)1mg/(kg·d),第 1～4 天,第 8～11 天,第 15～18 天、第 22～25 天。

(2)方案调整:①如果化疗第 14 天白细胞<1×10^9/L 或骨髓幼稚细胞比例<5%,则可以不再应用 DNR。反之,如果白细胞≥1×10^9/L、骨髓幼稚细胞比例≥5%,或白细胞计数<1×10^9/L、骨髓增生活跃及以上时,可于第 15、16 天加 DNR 30mg/(m^2·d)。去甲氧柔红霉素诱导者第三周不再加用;②若患者年龄大于 60 岁,严重的脏器功能不全或疾病,可酌情调整上述治疗,DNR 可调整为 30mg/(m^2·d),亦可以米托蒽醌替代柔红霉素,减少蒽环类/环磷酰胺的剂量,减少或停用 ASP;合并严重的糖尿病患者,激素使用剂量应适当减少。

(3)诱导治疗疗效的判断:于诱导治疗的第 14 天行骨髓穿刺,预测疗效,调整治疗。于第 28～35 天进行骨髓穿刺检查,判断血液学和分子学疗效。若骨髓达到完全缓解,中性粒细胞计数≥1×10^9/L,血小板计数≥50×10^9/L,无严重感染一般状况良好的患者进入早期巩固强化。有移植指征的患者应行 HLA 配型,积极寻找干细胞供体。

(4)挽救治疗:第 28～35 天缓解与否均进入下一步治疗。此时 CAM 方案作为挽救治疗方案。

2. 早期巩固强化化疗

(1)CAM:CTX 0.75g/(m²·d),第 1 天,第 8 天;Ara-C 100mg/(m²·d),第 1~3 天,第 8~10 天;6-MP 或 6-TG 60 mg/(m²·d),第 1~7 天;血象恢复后(中性粒细胞计数≥1×10⁹/L,血小板计数≥50×10⁹/L)行三联鞘注 1~2 次。

(2)HD-MTX＋ASP:MTX 3.0g/(m²·d),第 1、8、22 天(四氢叶酸钙解救);L-ASP:6000U/(m²·d),第 2、9、23 天;第 1、8、22 天行三联鞘注。

前次用药后肝功能仍异常,血细胞计数仍处于抑制状态者可适当顺延用药。T-ALL 可以按 5g/m² 用药,不再应用 L-ASP。老年患者甲氨蝶呤(MTX)改为 2g/m²。

治疗分层:高危患者,有同胞相合、半相合或无关供体者,行异基因干细胞移植。无供体的患者继续下面治疗。

3. 晚期强化

(1)COATD 方案(Ⅴ):CTX 750mg/m²,静脉滴注,第 1 天;VCR 2mg,IV,第 1 天;Ara-C 100mg/(m²·d),静脉滴注,第 1~6 天;VM-26 100mg/(m²·d),静脉滴注,第 1~4 天;DXM8mg/(m²·d)x7 天(口服或静滴);血象恢复后(中性粒细胞计数≥1×10⁹/L,血小板计数≥50×10⁹/L)行三联鞘注 1~2 次。

(2)VDLP 方案(Ⅵ)(再诱导治疗):VCR 2mg,IV,第 1、8、15、22 天;DNR 40mg/m²,静脉滴注,第 1~3 天;L-ASP 6000 U/m²,静脉滴注,第 5、8、11、14、17、20 天;DXM 8mg/(m²·d),第 1~7、15~21 天(口服或静滴);血象恢复后(中性粒细胞计数≥1×10⁹/L,血小板计数≥50×10⁹/L)行三联鞘注 1~2 次。

分层治疗:无合适供体的高危组患者、标危组患者可以考虑进行自体干细胞移植。无移植条件的患者继续下面治疗。

(3)TA 方案(Ⅷ):VM-26 100mg/(m²·d),静脉滴注,第 1~4 天;Ara-C 100 mg/(m²·d),静脉滴注,第 1~7 天;血象恢复后(中性粒细胞计数≥1×10⁹/L,血小板计数≥50×10⁹/L)行三联鞘注 1~2 次。

注:老年患者(年龄 55 岁以上)Ara-C 改为 100mg/(m²·d),由 7 天用药改为 5 天;VM-26100mg/(m²·d),由 4 天用药改为 3 天。

4. 维持治疗

VCR 1.4 mg/(m²·3 个月);DXM 8mg/(m²·d),5 天/每 3 个月;6-MP(或 6-TG)60~75mg/(m²·d),7~l4 天/月;MTX 20mg/(m²·周),1~2 次/月(与 6-MP 对应);每月 1 疗程,直至缓解后 3 年。每 6 个月予强化治疗 1 次(方案见下);维持治疗期间尽量保证 3 个月复查一次。

维持中强化治疗:

(1)MOACD 方案(30 岁以上患者):米托蒽醌(MTZ)8mg/m²,静脉滴注,第 1 天(应用2mg/支米托恩醌剂量调整为 6mg/m²);VCR 2mg,iv,第 1 天;CTX 600mg/m²,静脉滴注,第

1 天;Ara-C 75mg/(m² · d),静脉滴注,第 1～5 天;DXM 6mg/(m² · d),口服或静脉滴注,第 1～7 天。

(2)青少年 ALL 及年轻成人(≤30 岁)患者维持治疗不再应用 Ara-C,方案改为 VMCLD 方案:米托蒽醌 8mg/m²,静脉滴注,第 1 天;VCR 2mg,iv,第 1 天;CTX 600mg/m²,静脉滴注,第 1 天;ASP 1×104U,第 2、5 天;DXM 8mg/(m² · d),口服或静脉滴注,第 1～7 天。

5.CNS 白血病预防治疗

(1)三联鞘注:三联鞘注为 CNSL 的预防及治疗的主要方式,首次腰穿鞘注可在诱导治疗期间血象恢复后(中性粒细胞计数≥1×10⁹/L,血小板计数≥50×10⁹/L)进行,建议用流式细胞术进行白血病细胞分析。病程中未诊断 CNSL 的标危患者应鞘注 12 次,高危患者 16 次,巩固治疗结束后应完成 8～12 次,维持治疗阶段强化治疗同时进行鞘注[病程中若发现脑脊液蛋白等的增高或临床有神经系统症状,怀疑中枢神经系统白血病(CNSL)的可能时,应及时采用流式分析脑脊液]。确诊出现 CNSL 者,应每周鞘注 2 次直至症状体征好转、脑脊液检测正常,此后每周一次连续 4～6 周。

鞘注方案如下:甲氨蝶呤(MTX)10mg,阿糖胞苷(Ara-C)50mg,地塞米松(DXM)5mg。

(2)颅脑/脊髓放疗:未行干细胞移植者:30 岁以上或 18 岁以上的高危组患者于完成 6 疗程治疗后行头颅照射,总量 18～20Gy;有中枢神经系统白血病者照射剂量为 24Cy,照射野为颅脑+脊髓。18 岁以下的患者,未诊断 CNSL 时可以不进行头颅放疗。高危组、未行头颅照射的患者,每 6 个月强化的同时鞘注一次。放疗期间可予 Pred 口服或 VP 方案(VCR+Pred)维持。已行颅脑照射的患者,若无 CNSL 的证据则半年内不进行鞘注治疗。

6.微小残留白血病监测

每次化疗疗程开始前进行骨髓检查。确诊时、达缓冲时、此后每 3 个月(第 1 年)或 6 个月(第 2 年)将采用流式细胞术(结合初诊时的免疫表型特点组合抗体)进行残留病监测。标危组但 MRD 持续阳性者应按高危病例对待,考虑行异基因干细胞移植。

7.诱导以及巩固治疗结束后的随访监测治疗

ALL 患者完成全部治疗后仍需随访监测 3 年,有条件应行免疫功能监测(包括免疫球蛋白定量、免疫细胞亚群分析)。

8.难治复发患者的治疗

(1)临床试验。

(2)HD-MTX+ASP/Ara-C。

(3)VDCLP 再诱导。

(4)Allo-HSCT。

(5)FLAG。

(6)支持治疗。

二、治疗前准备及支持对症治疗

参见第一章第一节急性白血病诊疗常规。

三、化疗

开始于入院第 3～5 天。

四、化疗后恢复期 35 天内,必须复查的检查项目

(1)血常规,血生化、电解质。

(2)脏器功能评估。

(3)骨髓检查。

(4)微小残留病变检测。

五、出院标准

(1)一般情况良好。

(2)没有需要住院处理的并发症和(或)合并症。

第四节　急性髓系白血病

一、急性髓系白血病诊断

(一)目的

确立急性髓系白血病(acute myeloid leukemia,AML,非 APL)一般诊疗的标准操作规程,确保患者诊疗的正确性和规范性。

(二)范围

适用急性髓系白血病(AML,非 APL)患者的诊疗。

(三)诊断要点与依据

1.诊断依据

根据《World Health Organization Classification of Tumors.Pathology and Genetic of Tumors of Haematopoietic and Lymphoid Tissue.》(2008),《血液病诊断及疗效标准》(第三版,科学出版社)。

2.诊断要点

急性髓系白血病诊断主要根据临床症状、体征及实验室检查确定,其中最主要的是骨髓/外周血细胞形态学改变。骨髓或外周血髓系原始细胞比例 20% 以上即可明确急性髓系白血病的诊断,某些伴有重现性染色体异常者[例如 t(8;21)(q22;q22)、t(16;16)(p13;q22)、inv(16)(p13;q22)、t(15;17)(q22;q12)]髓系原始细胞比例即使低于 20% 亦应当诊断为 AML。细胞化学、细胞免疫表型分析以及遗传学检查对进一步明确诊断及白血病分型具有重要意义。

3.临床表现

所有临床表现由于正常骨髓造血衰竭以及白血病细胞浸润引起的相关症状,包括贫血、出血、感染以及髓外浸润等相关症状和体征。

4.实验室检查

(1)血常规:多数患者存在不同程度的贫血、白细胞增高以及血小板减少。多数患者白细胞分类可见不同比例原始/幼稚细胞。

(2)骨髓形态学:多数病例骨髓象有核细胞显著增多,主要是白血病性的原幼细胞,偶有患者先表现全血细胞减少,骨髓增生低下,但细胞成分以髓系原始幼稚细胞为主。

5.AML 分型

(1)伴有重现性染色体异常 AML:包括伴 t(8;21)(q22;q22)/AMLl-ETO、t(16;16)(p13;q22)或 inv(16)(p13;q22)/CBFβ-MYHll、t(15;17)(q22;q12)/PML-RARa、t(9;11)(p22;q23)/MLLT3-MLL、t(6;9)(p23;q34)/OEK-NUP214、inv(3)(q21;q26.2)或 t(3;3)(q21;q26.2)/RPNl-EVIl、t(1;22)(p13;q13)/RBM15-MKLl、NPM1 突变、CEBPA 突变的 AML。

(2)具有 MDS 特点的 AML/治疗相关的 AML。

(3)其他非特指型 AML:既往 FAB 分型提出 AML 微分化型(M_0)、AML 未成熟型(M_1)、AML 成熟型(M_2)、粒单核细胞 AML(M_4)、单核细胞型 AML(M_5)、红白血病(M_6)、巨核细胞型 AML(M_7)、嗜碱性粒细胞型 AML、全骨髓增生症伴骨髓纤维化。

6.AML 鉴别诊断

(1)骨髓增生异常综合征:该疾病的 RAEB-I 及 RAEB-Ⅱ型除病态造血外,外周血中有原始和幼稚细胞,全血细胞减少和染色体异常,易与白血病相混淆。MDS 起病和进展常比较缓慢,一般就诊前已有较长时间的一段血常规异常的病史,而急性白血病起病急进展迅速;MDS 骨髓和(或)外周血原始和幼稚细胞的比例增高,但比例<20%,骨髓活检可见 ALIP 现象;MDS 患者肝脾淋巴结肿大和其他髓外浸润的症状远较急性白血病患者的少见。

(2)类白血病反应:严重的感染可出现类白血病反应,白细胞明显增多伴有不同比例原始幼稚细胞出现,需与 AML 鉴别。类白血病反应一般无贫血和血小板减少,如果有也为轻度减少;外周血中原始、幼稚细胞比例多较低,更重要的是无形态异常;骨髓象虽然可见原始和幼稚细胞,但一般<20%,且无形态异常;一般无染色体异常;碱性磷酸酶活力显著增高;病程良性,血液学异常是暂时的,在去除病因或治疗原发病后即可恢复正常且不会复发。

(3)再生障碍性贫血及特发性血小板减少性紫癜:二者血常规与白细胞不增多的白血病可能混淆,但肝、脾、淋巴结不大,仔细检查骨髓象无异常增多的白血病细胞,染色体检查常常无异常。

(4)急性粒细胞缺乏症恢复期:在药物或某些感染引起的粒细胞缺乏症的恢复期,骨髓中早幼粒细胞明显增加。但该症多有明确病因,血小板正常,早幼粒细胞中无 Auer 小体。短期内骨髓成熟粒细胞恢复正常。

7.AML 预后分层

目前参照 NCCN2011 指南进行 AML 的预后分层见表 1-3。

表 1-3 AML 遗传学/分子异常预后分层

预后	细胞遗传学异常	分子异常
预后良好	inv(16);t(16;16);t(8;21)	正常核型合并:NPM1 突变;单一 CEBPA 突变,无 FLT3 突变
预后中等	正常核型;＋8;t(9;11)	inv(16)、t(16;16)、t(8;21)合并 c-Kit 突变
不良预后	复杂核型;-5,5q-,-7,7q-11q23 但非 t(9;11);inv(3);t(3;3)t(6;9);t(9;22)	正常核型合并 FLT3 突变

(四)诊断规程

1.采集病历

(1)现病史:现病史应包括患者症状(贫血、出血、感染以及髓外浸润等相关症状)初始时间、严重程度以及相关治疗情况。

(2)既往史、个人史:应包括是否有肿瘤病史以及肿瘤家族史;询问其他重要脏器疾病史。

(3)体检:应包括贫血、出血相关体征,肝、脾、淋巴结肿大情况,有无感染病灶等。

2.入院检查

(1)初诊时

1)必要检查

A.常规:血常规、尿常规、便常规＋潜血、血型。

B.骨髓:骨髓细胞形态学(应包括三系病态造血的具体描述),骨髓活检病理(石蜡包埋,同时进行骨髓病理免疫组织化学染色),细胞组织化学染色,巨核细胞酶标,细胞免疫表型分析:流式细胞仪免疫表型分析。

C.遗传学:①细胞遗传学:染色体核型(含荧光免疫原位杂交检测 MLL 基因重排);②分子遗传学:FLT3/ITD、FLT3/TKD、NPM1 突变、c-Kit 突变、CEBP α 突变、BCR/ABL P210、BCR/ABL P190。

D.血液生化等:肝肾功能、空腹血糖、电解质六项、乳酸脱氢酶及同工酶、心肌酶谱、感染相关标志物(乙肝两对半、丙肝抗体、甲肝抗体、梅毒螺旋体抗体、HIV 抗体)、凝血八项。

E.其他:心电图、X 线胸片/肺 CT、腹部 B 超。

F.细菌、真菌培养＋药敏:鼻、咽、肛周、痰培养及感染部位分泌物培养,住院中体温高于38.5℃,持续 2 天以上,非感染原因难以解释送可疑部位分泌物及血培养。

2)需要检查:AMLl/ETO(定量)、MLL/AF4、CBFβ/MYH11(定量);髓外浸润:病理活检;眼底、口腔、耳鼻喉检查。

3)可选检查:①骨髓:细胞化学:N-ALP、PAS、铁染色;②分子遗传学:Runxl 突变、IDHI突变、WT1 突变、MLL-PTD;BAALC、EGR、MN1 表达水平;MLL、EVII、RUNX1 等相关基因异常筛查、Micro-RNA 筛查;③其他:电镜形态及免疫组织化学(MPO,PPO);白血病综合药敏;P170 蛋白(耐药免疫表型);MDR1(多药耐药基因);④免疫学:免疫球蛋白定量、淋巴细胞亚群;⑤脑脊液检查:包括压力、常规、生化、β2微球蛋白,流式细胞仪微小残留病检测(疑为中枢神经系统白血病时)。

(2)诱导治疗期

1)必要检查:疗程结束第一天及疗程结束后 7～10 天,复查骨髓分类。

2)需要检查:依照临床情况进行血液学、血液生化等检查。

(3)缓解后治疗期

1)必要检查:①骨髓细胞形态学:每次巩固强化治疗开始前必须进行以明确疾病状态;②遗传学:若有初诊时染色体核型异常及其他分子生物学标志物(如 FLT3 及 NPM1 异常等),复查至正常,初诊存在 AML1/ETO、CBFβ/MYH11 的患者应定期复查;③血液生化等:每次巩固强化治疗开始前复查肝肾功能、空腹血糖、电解质六项、乳酸脱氢酶及同工酶、心肌酶谱、感染相关标志物(乙肝两对半、丙肝抗体、甲肝抗体、梅毒螺旋体抗体、HIV 抗体);④其他:每次巩固强化治疗开始前进行心电图、X 线胸片/肺 CT、心脏及腹部 B 超;⑤细菌、真菌培养＋药敏:鼻、咽、肛周、痰培养及感染部位分泌物培养,住院中体温高于 38.5℃,持续 2 天以上,非感染原因难以解释送可疑部位分泌物及血培养。

2)可选检查:①免疫学:免疫球蛋白定量及淋巴细胞亚群于缓解后、3、6、12、18、24、36 个月复查(注明 IL-2 使用情况);②残留病检测:采用流式细胞术监测微小残留病变,诱导治疗结束、早期巩固强化结束、晚期巩固强化结束、治疗结束后每 6 个月直至结束后 3 年。

(4)复发后

1)必要检查:①骨髓细胞形态学;②细胞遗传学:染色体核型;③分子遗传学:FLT3/ITD,FLT3/TKD;④细胞免疫表型分析:流式细胞仪检测细胞免疫表型;⑤血液生化及脏器功能评价:若拟进行下一步治疗必须进行本类检查。

2)可选检查:①白血病细胞耐药检测:多药耐药基因(MDR1)、多药耐药表型(P170)、白血病综合药敏;②免疫学:外周血淋巴细胞亚群、免疫球蛋白定量。

二、治疗方案的选择

(一)诱导化疗方案

依照患者年龄、身体状况以及器官功能情况选择治疗方案。

1.年龄 15～55 岁的初治患者

应用中大剂量阿糖胞苷诱导及巩固治疗的患者,如无严重的药物相关的神经系统状,诱导治疗及第一疗程巩固治疗原则不做调整。如果出现下列情况:①骨髓恢复(中性粒细胞绝对值计数≥$1×10^9$/L,血小板计数≥$10×10^9$/L)时间超过 28 天;②ANC≤$0.2×10^9$/L 的持续时间超过 14 天;③严重的药物相关的神经系统症状;④药物相关的心包炎,药物引起的剥脱性皮炎;⑤中枢性高热;⑥药物相关的严重肝功能损伤(转氨酶升高,超过正常值 4 倍以上,总胆红素超过 51.3 μmol/L);⑦严重腹泻;⑧患者不同意大剂量化疗;⑨患者有活动性肺曲菌感染或者既往有念珠菌败血症史,现仍有肝脾等部位潜在感染灶者。

调整治疗方案,下一疗程终止中大剂量阿糖胞苷使用,应用替代方案,但总的缓解后治疗周期保证 6 个疗程,晚期强化方案不变。

替代方案:①DA:DNR 40 mg/(m² · d)×3d;Ara-C 100mg/(m² · d)×6d;②MA:MTZ6~8 mg/(m² · d)×3d;Ara-C 100mg/(m² · d)×6d。

2.55~69 岁 AML 患者

临床情况良好、无严重脏器合并症,进入老年 AML 治疗路径 AML2010E。

3.未进入上述 2 类路径者

可选用下述诱导治疗方案:

(1)HA:HHT 2.5mg/(m² · d)×7d

Ara-C 100~200mg/(m² · d)×7d

(2)DA:DNR 45mg/(m² · d)×3d

Ara-C 100~200mg/(m² · d)×7d

(3)lA:IDA 10~12 mg/(m² · d)×3d

Ara-C 100~200mg/(m² · d)×7d

(4)CAG:ACM 7mg/m²,第 1~8d

Ara-C 10mg/(m² · d),q12h,第 1~14d

G-CSF 200μg/(m² · d),第 1~14d。当中性粒细胞绝对值计数(ANC)>5×10⁹/L 或白细胞计数>20×10⁹/L 时,G-CSF 暂停或减量

(5)HAD:HHT 2mg/(m² · d)×7d

DNR 40mg/(m² · d)×3d

Ara-C 100mg/(m² · d)×7d

(6)MA:MTZ 6~8mg/(m² · d)×3d

Ara-C 100~200rrig/(m² · d)×7d

(7)HAM:HHT 2mg/(m² · d)×7d

MTZ 6~8mg/(m² · d)×3d

Ara-C 100 mg/(m² · d)×7d

(二)诱导治疗后监测

所有治疗患者诱导治疗结束当天、第 7~10 天以及 21 天左右行骨髓形态学监测,进入 CAM-LG2010、AML2010E 的患者治疗方案调整参照路径设定原则,其他患者可根据骨髓增生、白血病细胞比例以及患者身体状况调整治疗方案。

(三)缓解后巩固化疗

1.进入 CAMLG2010 以及 AML2010E 患者

进入 CAMLG2010 以及 AML2010E 治疗路径的患者参照路径设定方案进行缓解后巩固治疗及定期随访监测。

2.非 CAMLG2010 以及 AML2010E 路径患者

可参照 CAMLG2010 以及 AML2010E 设定方案进行。亦可依据临床情况进行 6~8 疗

程化疗,大剂量 Ara-C 或含有中剂量 Ara-C 的方案不超过 3 个疗程。大于 60 岁患者缓解后巩固方案可选择标准剂量阿糖胞苷为基础的联合化疗;身体条件良好者可选择减低剂量预处理的 HSCT。

巩固治疗方案选择:

(1)HA:HHT 2.5mg/(m² · d)×5～7d

Ara-C 100～200mg/(m² · d)×5～7d

(2)DA:DNR 45mg/(m² · d)×3d

Ara-C 100～200mg/(m² · d)×5～7d

(3)IA:IDA 8 mg/(m² · d)×3d

Ara-C 100～200mg/(m² · d)×5～7d

(4)MA:MTZ 6～8mg/(m² · d)×3d

Ara-C 100～200mg/(m²-d)×5～7d

(5)HD-Ara-C:Ara-C 3g/(m² · 12h)×3d

(6)DA(含 ID-Ara-C):DNR 40mg/(m² · d)×3d

Ara-C 1.5g/(m² · 12h)×3d

(7)MA(含 ID-Ara-C):MTZ 6～8mg/(m² · d)×3d

Ara-C 1.5g/(m² · 12h)×3d

(8)IA(含 ID-Ara-C):IDA 8 mg/(m² · d)×3d

Ara-C 1.Sg/(m² · 12h)×3d

(9)TA:VM-26 165 mg/(m² · d)×3d

Ara-C 100～200mg/(m² · d)×5～7d

(四)诱导治疗失败的 AML 患者

小于 60 岁患者依照身体情况、初始诱导治疗方案及治疗意愿考虑下一步挽救治疗方案;大于 60 岁者以支持治疗为主,亦可进入临床试验。

1.MAC 方案

MTZ 6～8mg/(mz.d),第 1～3 天

Ara-C 100mg/(m² · d),第 1～7 天

CTX 750mg/(m² · d),第 1 天(或拆分至第 2、5 天使用)

2.FLAG 方案

氟达拉滨(Flu)30 mg/(m² · d),第 1～5 天

Ara-C 1～2g/(m² · d),第 1～5 天

G-CSF 300μg/m²,第 0～5 天

挽救治疗获得缓解的患者可参照 CAMLG2010 路径进行缓解后治疗。

(五)干细胞移植(HSCT)

具有不良预后遗传学/分子标记、起病高白细胞(白细胞计数＞100×10⁹/L)、前驱血液病

史、治疗相关白血病等高危患者均推荐诱导缓解后行异基因干细胞移植;具有中等预后遗传学/分子标记患者、无法判断危险分层的患者,若有 HLA 相合的同胞供体,亦可考虑异基因HSCT。

三、化疗前准备

详见第一章第一节急性白血病诊疗常规。

四、化疗

开始于入院第 3~5 天。

五、化疗后恢复期 21 天内,必须复查的检查项目

(1)血常规,血生化、电解质。

(2)脏器功能评估。

(3)骨髓检查(如 21d 时血常规仍处于恢复过程中,可延长至出院日之前)。

(4)微小残留病变检测(有条件时)。

六、化疗中及化疗后治疗

参见第一章第一节急性白血病诊疗常规。

七、出院标准

(1)一般情况良好。

(2)没有需要住院处理的并发症和(或)合并症。

第五节　急性早幼粒细胞白血病

一、急性早幼粒细胞白血病诊断

(一)目的

确立急性早幼粒细胞白血病(acute promyelocytic leukemia,APL)一般诊疗的标准操作规程,确保患者诊疗的正确性和规范性。

(二)范围

适用急性早幼粒细胞白血病患者的诊疗。

(三)诊断依据与要点

1.诊断依据

根据《World Health Organization Classification of Tumors.Pathology and Genetic ofTumors of Haematopoietic and Lymphoid Tissue.》(2008),《血液病诊断及疗效标准》(第三版,科学出版社)。

2.诊断要点

(1)临床表现:可有急性白血病常见的贫血、出血及感染征象,显著的特点是多数患者出血倾向严重,部分出现弥散性血管内凝血表现。

(2)实验室检查。

(3)血细胞形态学:骨髓和(或)外周血出现异常多颗粒早幼粒细胞。

(4)细胞遗传学:常规染色体显带技术证实第15与17染色体易位:t(15,17)(q22;q12)或第17号染色体与5号、11号染色体易位:t(5,17)(q35;q12);或 t(Il,17)(q23;q12);免疫荧光原位杂交技术证实 PML/RARα。

(5)分子遗传学:检测到 PML/RARα 及其变异型,包括 PLZF/RA Rα、NUMAl/RARα、NPMl/RARα、STAT5 B/RARα。

3.鉴别诊断

再生障碍性贫血/骨髓增生异常综合征:部分 APL 患者就诊时仅出现全血细胞减少,应仔细查看外周血以及骨髓细胞涂片寻找异常早幼粒细胞,以免误诊为再生障碍性贫血/骨髓增生异常综合征。

其他类型急性髓系白血病:APL 细胞形态尤其是颗粒减少的异常早幼粒细胞易与急性单核细胞白血病混淆,应当通过细胞组织化学、细胞免疫表型分析进行鉴别,APL 诊断关键在于证实 PML/RARa 及其变异型的存在。

(四)诊断规程

1.采集病历

(1)现病史:应包括患者症状(贫血、出血、感染以及髓外浸润等相关症状)、初始时间、严重程度以及相关治疗情况,尤其注意出血症状的病史采集。

(2)既往史、个人史:应包括是否有肿瘤病史以及肿瘤家族史;询问其他重要脏器疾病史。

(3)体检:应包括贫血、出血相关体征,肝脾淋巴结肿大情况,有无感染病灶等。

2.入院检查

(1)初诊时

1)必要检查:①常规:血常规、尿常规、便常规＋潜血、血型;②骨髓:骨髓分类(应包括三系病态造血的具体描述);骨髓活检病理(石蜡包埋,同时进行骨髓病理免疫组织化学染色;NPM1 检测),临床出血倾向明显/出凝血检查示明显异常者,暂停骨髓活检操作;全套组化;染色体核型(包括 PML/RARα 荧光原位免疫杂交);流式细胞仪免疫表型分析;PMU RARα(定量)、FLT3/ITD 突变、FLT3/TKD 突变;③生化:肝肾功能、空腹血糖;乙肝两对半、丙肝抗体、甲肝抗体、电解质六项;乳酸脱氢酶及同工酶;心肌酶谱;凝血八项;④其他:心电图、X 线胸片/肺 CT、腹部 B 超、颅脑 CT(疑诊颅内出血、中枢神经系统白血病);⑤细菌、真菌培养＋药敏:入院时常规送鼻、口、咽、皮肤、会阴、肛周、痰培养及感染部位分泌物培养。住院中体温高于 38.5℃,持续 2 天以上,非感染原因难以解释送可疑部位分泌物培养。

2)需要检查:眼底、口腔、耳鼻喉检查。

3)可选检查:①细胞组织化学:N-ALP、PAS、铁染色、巨核细胞酶标;②分子遗传学:RARa 相关融合基因筛查、NPM1 突变、c-Kit 突变、CEBP α 突变;IDH1 突变、WT1 突变、MLL-PTD,BAALC,EGR,MN1 表达水平,MLL、EVI1 等相关基因异常筛查、Micro-RNA 筛查;电镜形态及免疫组织化学(MPO,PPO);③耐药:P170 蛋白(耐药免疫表型)、MDR1(多药耐药基因);④免疫学:免疫球蛋白定量、淋巴细胞亚群。

(2)诱导治疗期:诱导治疗开始第 28～42 天必须复查骨髓分类、PML-RAR 转录本检测,完全血液学缓解者进入缓解后治疗。

(3)缓解后治疗期

1)必要检查:①骨髓:形态、融合基因定量、染色体核型,每次巩固化疗前进行。若有初诊时染色体核型异常及其他分子生物学标志物(如 FLT3 异常等),复查至正常;②生化:肝肾功能、空腹血糖、乙肝两对半、丙肝抗体、甲肝抗体、电解质六项、乳酸脱氢酶及同工酶、心肌酶谱;③其他:心电图、X 线胸片/肺 CT、心脏及腹部 B 超;④细菌、真菌培养＋药敏:入院时常规送鼻、咽、会阴、肛周、痰培养及感染部位分泌物培养。住院中体温高于 $38.5\,^{\circ}\mathrm{C}$,持续 2 天以上,非感染原因难以解释送可疑部位分泌物培养

2)可选检查:免疫球蛋白定量于缓解后、3、6、12、18、24、36 个月复查。淋巴细胞亚群于缓解后、3、6、12、18、24、36 个月复查。

(4)复发后

1)必要检查:骨髓分类;染色体核型;流式细胞仪免疫表型;分子生物学检测参见初诊检查项目。

2)可选检查:多药耐药基因(MDRl)、多药耐药表型(P170)、白血病综合药敏;外周血淋巴细胞亚群;免疫球蛋白定量。

二、初治 APL 治疗方案选择

新诊断的 APL 患者可根据白细胞水平及脏器功能情况选择治疗方案。

(一)可耐受蒽环类或高三尖杉酯碱(HHT)患者治疗方案的选择(患者年龄小于 60 岁)

可根据治疗过程中白细胞数量变化适量加用羟基脲(HU)、阿糖胞苷(Ara-C)等细胞毒药物;诱导治疗过程中白细胞计数 $>30\times10^{9}/\mathrm{L}$ 者,可加用阿糖胞苷 100mg/d。

1.WBC $<10\times10^{9}/\mathrm{L}$ 的患者随机分为第 1、2、3 三组

(1)全反式维 A 酸(ATRA)＋HHT 治疗组

1)诱导治疗:ATRA $30\mathrm{mg}/(\mathrm{m}^{2}\cdot\mathrm{d})$,口服,连用 4～6 周;HHT $2.5\mathrm{mg}/(\mathrm{m}^{2}\cdot\mathrm{d})$(ATRA 治疗开始第 3～5 天开始),静脉滴注连用 7d。

2)巩固治疗:每疗程化疗均加用 1～2 周的 ATRA $30\mathrm{mg}/(\mathrm{m}^{2}\cdot\mathrm{d})$。

A.HA 方案

HHT $2.5\mathrm{mg}/(\mathrm{m}^{2}\cdot\mathrm{d})$,静脉滴注,第 1～6 天

Ara-C $100\mathrm{mg}/(\mathrm{m}^{2}\cdot\mathrm{d})$,静脉持续滴注,第 1～6 天

B.HA 方案

HHT $2.5\mathrm{mg}/(\mathrm{m}^{2}\cdot\mathrm{d})$,静脉滴注,第 1～6 天

Ara-C $100\mathrm{mg}/(\mathrm{m}^{2}\cdot\mathrm{d})$,静脉持续滴注,第 1～6 天

C.HA 方案

HHT　2.5mg/(m²·d),静脉滴注,第1～6天

Ara-C　100mg/(m²·d),静脉持续滴注,第1～6天

(2)ATRA+柔红霉素(DNR)诱导治疗组

1)诱导治疗

ATRA　30mg/(m²·d),口服,连用4～6周

DNR　45mg/(m²·d)(ATRA治疗开始第3～5天开始),静脉滴注连用3天(或总量拆分为4～5天应用);或去甲氧柔红霉素(IDA)8mg//(m²·d)(ATRA治疗开始第3～5天开始),静脉滴注连用3天(或总量拆分为4～5天应用)(下述方案中DNR均可以IDA替代)。

2)巩固治疗:(每疗程化疗均加用1～2周的ATRA 30mg/(m²·d))

A.DA方案

DNR　45mg/(m²·d),静脉滴注,第1～3天

Ara-C　100mg/(m²·d),静脉持续滴注,第1～6天

B.DA方案

DNR　45mg/(m²·d),静脉滴注,第1～3天

Ara-C　100mg/(m²·d),静脉持续滴注,第1～6天

C.MA方案

MTZ　6～8mg/(m²·d),静脉滴注,第1～3天

Ara-C　100mg/(m²·d),静脉持续滴注,第1～6天

(3)ATRA+DNR+HHT诱导治疗组

1)诱导治疗

ATRA　30mg/(m²·d),口服,连用4～6周

DNR　45mg/(m²·d)(ATRA治疗开始第3～5天开始),静脉滴注连用3天(或总量拆分为4～5天应用)

HHT　2.5mg/(m²·d)(ATRA治疗开始第3～5天开始),静脉滴注连用7天

2)巩固治疗:(每疗程化疗均加用1～2周的ATRA 30mg/(m²·d))

A.HAD方案

HHT　2.5mg/(m²·d),静脉滴注,第1～6天

DNR　45mg/(m²·d),静脉滴注,第1～3天

Ara-C　100mg/(m²·d),静脉持续滴注,第1～6天

B.HA方案

HHT　2.5mg/(m²·d),静脉滴注,第1～6天

Ara-C　100mg/(m²·d),静脉持续滴注,第1～6天

C.DA方案

DNR　45mg/(m²·d),静脉滴注,第1～3天

Ara-C　100mg/(m²·d),静脉持续滴注,第1～6天

2.WBC≥10×10^9/L 的患者为第 4 组

(1)ATRA＋As_2O_3＋DNR(或 IDA)诱导缓解组

1)诱导治疗

ATRA　30mg/(m^2·d),口服,连用 4～6 周

As_2O_3　0.15mg/(kg·天)(或 10mg/d),静脉滴注,连用 4 周

DNR　45mg/(m^2·d)($As2O3$ 治疗后第 3～5 天开始),静脉滴注,连用 3 天(或总量拆分为 4～5 天应用);或去甲氧柔红霉素(IDA)8mg/(m^2·d)(ATRA 治疗开始第 3～5 天开始),静脉滴注连用 3 天(或总量拆分为 4～5 天应用)(下述方案中 DNR 均可以 IDA 替代)

2)巩固治疗:每疗程化疗均加用 1～2 周的 ATRA,30mg/(m^2·d)。

A.DA 方案

DNR　45mg/(m^2·d),静脉滴注,第 1～3 天

Ara-C　1.0g/(m^2·12h),静脉持续滴注,第 1～3 天

B.MA 方案

MTZ　6～8mg/(m^2·d),静脉滴注,第 1～3 天

Ara-C　100mg/(m^2·d),静脉持续滴注,第 1～6 天

3.维持治疗

四组一致(5 月一周期)。

(1)第 1、3 个月:ATRA 30mg/(m^2·d),连续口服 2 周。

(2)第 2、4 个月

6-MP　70mg/(m^2·d)(100mg/d),连续口服 1～2 周

MTX　20 mg/m^2,口服,第 1、8 天

(3)第 5 个月:白血康(复方黄黛片)一周期:6 片/次,3 次/天,连续 1 个月。或 As2030.15mg/(kg·d)(或 10mg/d),静脉滴注,连用 2 周。

上述方案交替进行,期间应定期检查肝肾功能等情况,直至达持续完全分子学缓解后两年结束。

(二)不可耐受蒽环类、高三尖杉酯碱以及老年患者(年龄大于 60 岁)

可根据治疗过程中白细胞数量变化适量加用羟基脲、阿糖胞苷等细胞毒药物;诱导治疗过程中白细胞计数＞30×10^9/L 者,可加用阿糖胞苷 100mg/d。部分患者视心功能情况可选择联合应用米托蒽醌进行诱导治疗,剂量为 6～8mg/(m^2·d)×3d。

1.诱导治疗(ATRA＋As_2O_3)

ATRA　25～45mg/(m^2·d)×28～40 天

As_2O_3　10mg/d×28～35 天

2.缓解后巩固治疗(ATRA＋As_2O_3)

ATRA　25～45mg/(m^2·d)×14 天/月,共 7 疗程

As_2O_3　10mg/d×28 天/2 个月,共 4 疗程,使用期间同时应用 ATRA

3.维持治疗至缓解后 2 年

ATRA 30mg/(m² · d),口服,2 周/月,休 2 周

6-MP 70mg/(m² · d)(100mg/d),口服 1 周,休 2 周;MTX 20 mg/m²,口服,第 8 天,休 2 周

三、复发的 APL 患者

(一)诱导治疗

(1)ATRA＋ As_2O_3 再诱导

ATRA 25～45mg/(m² · d)×28～40d,As_2O_3 10mg/d×28～35d。

2.临床试验

(二)骨髓缓解后治疗

(1)融合基因转阴可行自体干细胞移植。

(2)融合基因转阴但无移植条件者可应用 As_2O_3 10mg/d×28 天,共 6 疗程巩固。

(3)融合基因阳性有 HLA 相合的同胞/无关/单倍体供者,行异基因造血干细胞移植。

(4)融合基因阳性但无移植条件者临床试验;GO 单抗联合化疗;联合化疗。

(三)再诱导治疗失败(骨髓未缓解)

(1)临床试验。

(2)GO 单抗联合化疗。

(3)联合化疗。

(4)异基因造血干细胞移植。

四、中枢神经系统白血病(CNSL)的防治

达完全缓解后即应开始中枢神经系统白血病的预防(即行鞘内注射),共 4～6 次,在巩固治疗过程中完成。

五、诱导以及巩固治疗结束后的随访监测治疗

APL 患者完成全部治疗后仍需随访监测 3～5 年,有条件应行免疫功能监测(包括免疫球蛋白定量、免疫细胞亚群分析):①每月检测外周血细胞计数至 3 年,每 3～6 个月检测外周血细胞计数至 5 年;②每 3 个月检测骨髓细胞形态至 3 年,后每 6 个月一次至 5 年;③每 3 个月检测融合基因定量至 3 年,后每 6 个月一次至 5 年;若融合基因阴性则继续维持治疗至缓解后 2 年;若融合基因阳性,则 4 周内复查,阴性继续维持治疗,若阳性则按照复发治疗;④若融合基因阴性,患者无诱因的出现血细胞减少,应复查骨髓、染色体核型,以除外继发的骨髓增生异常综合征或急性白血病。

第六节　慢性髓细胞白血病

一、慢性髓细胞白血病诊断

(一)目的

确立慢性髓细胞白血病(chronic myeloid leukemia,CML)诊疗的标准操作规程,确保患者诊疗的正确性和规范性。

(二)范围

适用慢性髓细胞白血病患者的诊疗。

(三)诊断要点与依据

1.诊断依据

根据《World Health Organization Classification of Tumors.Pathology and Cenetic ofTumors of Haematopoietic and Lymphoid Tissue.》(2008)进行诊断

2.诊断要点

遗传学证据是确定 CML 诊断的必备条件;依照临床及实验室检查结果进行准确分期和预后评估。

(1)临床表现及体征:常见的临床症状包括乏力、头晕、腹部不适,也可出现全身不适、耐力减低、恶心等症状;也可表现为基础代谢增高的特点,如怕热、盗汗、多汗、体重减轻、低热、心悸和精神紧张等;随疾病进展,可出现器官肿大相关症状,如脾大会引起腹胀、左上腹沉重感或左上腹疼痛、饭后饱胀感等。最常见的体征是脾大、胸骨压痛。

(2)实验室检查:①外周血:白细胞数增多是本病的显著特征,分类中可见到各阶段原始及幼稚粒细胞,大多数患者嗜酸及嗜碱性粒细胞增多,贫血多为正细胞正色素性,血小板多数增高或正常,增高程度与白细胞水平无相关性;②骨髓:骨髓细胞显著增生以粒系为主;③遗传学:遗传学证据是确定 CML 诊断的必备条件。细胞遗传学检查发现 Ph 染色体或分子生物学检查证实 BCR/ABL 融合基因存在均可确定 CML 的诊断。

3.CML 分期(表 1-4)

4.CML 预后分组

目前仍以 Sokal 评分作为初诊 CML 预后判断的主要依据,在 CML 的酪氨酸激酶(TKI)治疗时代,患者对 TKI 的早期反应情况对预后亦有一定影响(表 1-5)。

5.鉴别诊断

CML 诊断基础在于遗传学检查发现 Ph 染色体和(或)BCR/ABL 融合基因,这也成为CML 与下述疾病鉴别的关键。

表 1-4　CML 分期

慢性期(CP)	外周血(PB)或骨髓(BM)中原始细胞<10%
加速期(AP)	没有达到诊断加速期或急变期的标准
	WBC 计数增高:进行性白细胞增多和(或)进行性脾肿大
	与治疗不相关的持续血小板减少(<100×10⁹/L)或增高>1000×10⁹/L
	克隆演变
	PB 中嗜碱细胞≥20%
	PB 或 BM 中原始细胞 10%～19%
急变期(BP)	PB 或 BM 中原始细胞≥20%
	骨髓活检原始细胞集聚
	髓外原始细胞浸润

表 1-5　Sokal 评分

Sokal 评分	低危	中危	高危
$=\exp[0.0116(年龄～43.4 岁)]$	<0.8	0.8～1.2	>1.2
$+0.0345(脾脏大小～7.51)$			
$+0.188[(血小板/700)2～0.563]$			
$+0.0887(原始细胞～2.1)$			

(1)早期的慢性粒细胞白血病应与粒细胞类白血病反应相鉴别:粒细胞类白血病反应是机体应激而发生的类似于白血病的血象变化。常见的原因为感染、中毒、癌肿、大出血、急性溶血、休克和外伤等。尤以感染和癌肿较多见。类白血病反应主要鉴别点为:①去除病因,类白血病反应会消失;②无胸骨压痛,脾不大或轻度肿大;③通常无贫血及血小板减少;④白细胞增多型类白血病反应,白细胞可超过 50×100⁹/L。一般在 100×10⁹/L 以内,超过 200×10⁹/L 罕见;⑤类白血病反应者中幼粒细胞百分率不高,原粒少见,嗜酸性粒细胞低于正常;⑥嗜酸性粒细胞类白血病中血及骨髓中以成熟嗜酸性粒细胞为主;⑦粒细胞胞质中有明显的中毒颗粒和空泡,缺乏白血病细胞异型性、核质发育不平衡等特征;⑧中性粒细胞碱性磷酸酶(N-ALP)活性增高;⑨无 Ph 染色体或 BCR-ABL 融合基因。

(2)CML 与其他骨髓增殖性肿瘤鉴别:慢性髓细胞白血病与真性红细胞增多症、原发性骨髓纤维化及原发性血小板增多症同属于骨髓增殖性肿瘤范畴。在其发病过程及临床表现方面有着相似的临床特征,且可以相互转化。

真性红细胞增多症以红细胞增多为突出表现,伴有红细胞增多所致高黏血症,并多有脾大等临床表现;白细胞轻度增多,但一般不超过 50×10⁹/L;血小板也有轻度增加,红细胞容量明显超过正常值。N-ALP 高,Ph 染色体或 BCR/ABL 融合基因为阴性,95% 患者检测到

JAK2V617F 突变。

血小板增多症以血小板增多为主（>450×10⁹/L），同时伴有血小板功能异常。白细胞轻度增多，多在 $50×10^9/L$ 以下；嗜酸性粒细胞、嗜碱性粒细胞不增多。脾轻度肿大，中性粒细胞碱性磷酸酶增高，无 Ph 染色体或 BCR/ABL 融合基因，约 50% 患者检测到 JAK2V617F 突变。

骨髓纤维化时患者多有贫血，脾多肿大且肿大程度与白细胞数不成比例，即脾大显著而白细胞仅轻度增多，或脾功能亢进白细胞反而减少。外周血中易见幼稚粒细胞及有核红细胞，原始细胞及各阶段幼粒细胞甚至比骨髓中的比例还要多。成熟红细胞形态显著异常，有泪滴样改变或月牙形及盔甲形等。骨髓活检有确诊价值。无 Ph 染色体或 BCR/ABL 融合基因，约 50% 患者检测到 JAK2V617F 突变。

（3）CML 与其他慢性白血病鉴别：CML 还应与慢性中性粒细胞白血病（CNL）、慢性嗜酸性粒细胞白血病、嗜碱性粒细胞白血病、慢性粒单核细胞白血病（CMML）相鉴别。CNL 少见，病情进展缓慢，白细胞增多以成熟中性粒细胞为主，N-ALP 增高，无 Ph 染色体或 BCR/ABL 融合基因，且极少发生急性变。嗜酸、嗜碱性粒细胞白血病分别以各阶段嗜酸或嗜碱性粒细胞增多为主要表现，且伴有嗜酸、嗜碱细胞形态异常。CML 急变期或加速期可发生嗜碱性粒细胞比例增多，若 CML 发生嗜酸性粒细胞或嗜碱性粒细胞急性变时，嗜酸或嗜碱性粒细胞比例应超过 30010，且各阶段中幼粒、嗜酸或嗜碱性粒细胞比例增高，并伴有原始粒细胞和早幼粒细胞增多。CMML 目前已归属于骨髓增殖性肿瘤/骨髓增生异常综合征的范畴，但其临床特点及骨髓象极似 CML，CMML 除具有单核细胞增多的特点外，无 Ph 染色体或 BCR/ABL 融合基因。

（4）其他：CML 的脾大还应与肝硬化、血吸虫病、黑热病、霍奇金病、肝糖原累积病等引起的脾大相鉴别。CML 合并脾梗死引起的左上腹剧痛应与相关急腹症相鉴别。但由于本病有特殊血象，鉴别并不困难。

二、CML 初诊及治疗期间检查

（一）初诊检查

1.必要检查

①常规：血常规、分类及网织细胞计数；②骨髓：骨髓细胞形态学（应包括三系病态造血的具体描述）；③骨髓活检病理（注意纤维化情况）；④细胞遗传学：染色体核型（包括荧光原位免疫杂交）；⑤分子遗传学检测：BCR/ABL（P210、P190）、JAK2V617F。

2.需要检查

FIPILl/PDGFRa 检测。

3.可选检查

①分子遗传学：BCR/ABL（P230）、MPL W151L/K 突变、JAK2 第 12 外显子突变、TET2 突变、ASLX1 突变、CBL 突变、BCR/ABL 突变（初诊时仅留取标本）、PDGFRβ 重排、FGFR1 重排；②细胞组织化学：N-ALP、PAS、铁染色、巨核细胞酶标；③常规：尿常规、便常规＋潜血、血型；④生化：肝肾功能、空腹血糖、乙肝两对半、丙肝抗体、甲肝抗体、电解质六项、乳酸脱氢酶

及同工酶、心肌酶谱;⑤免疫学:免疫球蛋白定量、淋巴细胞亚群;⑥其他:心电图、X 线胸片/肺 CT、腹部 B 超

(二)伊马替尼等 TKI 治疗期间检查项目

1.必要检查

①常规:血液学每周一次直至完全血液学缓解后可每 1~3 个月进行一次;②骨髓细胞形态学:进行细胞遗传学分析同时行骨髓细胞形态学分析;若病情变化随时复检;③细胞遗传学:治疗第 3、6、12、18 个月进行直至获完全细胞遗传学缓解,此后每 6~12 个月进行,若病情变化随时复检;④BCR/ABL 转录本检测:每 3 个月进行直至获得主要分子学缓解,此后每 3~6 个月进行检测,若出现 BCR/ABL 转录本升高,应当加强检测频率,每 1~3 个月进行一次;⑤BCR/ABL 转录本突变检测:任何时期治疗失败、病情进展、丧失既有的最佳疗效时均应行突变分析。

2.可选检查

①血液生化:依照临床情况选择进行;②心电图:依照临床情况选择进行;③骨髓活检:怀疑纤维化出现时可进行;④免疫学监测:依照临床情况选择进行。

(三)Allo-HSCT 患者治疗期间检查项目

1.必要检查

①血液学:每周一次直至完全血液学缓解后可每 1~3 个月进行一次;②骨髓细胞形态学:每 3 个月行形态学检查直至移植后 2 年,此后每 6 个月进行连续 3 年,若病情变化随时复检;③细胞遗传学、BCR/ABL 转录本检测:每 3 个月进行直至移植后 2 年,此后每 6 个月进行连续 3 年,若病情变化随时复检;若出现 BCR/ABL 转录本升高/由阴性转为阳性,应当加强检测频率,每 1~3 个月进行一次。

2.可选检查

①血生化:依照临床情况进行血生化等监测;②免疫学监测:依照临床情况进行。

(四)干扰素治疗期间检查项目

1.必要检查

①血液学:每周一次直至完全血液学缓解后可每 1~3 个月进行一次;②骨髓细胞形态学:每 3 个月行形态学检查直至获得完全血液学缓解,此后每 6~12 个月进行,若病情变化随时复检;③细胞遗传学:每 6 个月进行直至完全细胞遗传学缓解,此后每 12 个月进行,若病情变化随时复检。

2.可选检查

①BCR/ABL 转录本检测:每 6~12 个月进行一次;②血液生化:依照临床情况行血生化等监测;③免疫学监测:依照临床情况选择进行。

三、治疗方案的选择

(一)慢性期患者治疗及监测

依照 Sokal 评分、EBMT 移植风险、供者情况、经济情况以及患者治疗意愿选择治疗方案

参见图 2-1。

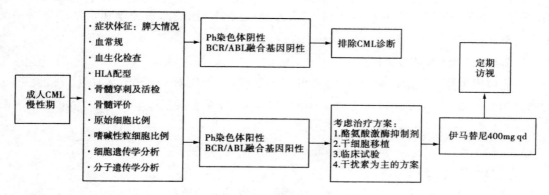

图 2-1　CML 诊断及治疗选择

1.伊马替尼

慢性期初诊患者首选的一线治疗方案是伊马替尼 400mg，每日一次。

2.异基因干细胞移植(SCT)

可参照如下原则进行 Allo-SCT 患者的挑选：新诊断的 CML 儿童患者；加速期或急变期的患者；伴有 T3151 突变的慢性期患者；对二代 TKI 治疗反应欠佳、失败或不耐受者的所有患者(更换二代 TKI6 个月后仍未获得主要遗传学反应者，其 12 个月获得 MCyR 以及长生存的可能性明显降低，应尽早考虑 SCT)；慢性期患者，如果 Sokal 评分高危而移植 EBMT 风险积分≤2 分(表 2-6)，如果有同胞 HLA 相合供者，可以选择一线 Allo-HSCT 治疗；对于 HLA 不相合者不推荐 Allo-SCT，但因经济原因或者患者强烈意愿选择移植时可考虑移植。

表 2-6　CML 患者接受 Allo-SCT 的 EBMT 风险积分

影响因素	分类	积分
供者来源	HLA 相合同胞	0
	无关供者	1
疾病阶段	慢性期	0
	加速期	1
	急变期	2
患者年龄	≤20 岁	0
	20～40 岁	1
	≥40 岁	2
供受者性别匹配	男性受者女性供者	1
	其他	0
移植时机	诊断 12 个月内	0
	诊断 12 个月后	1

移植前建议给予伊马替尼治疗至少至完全血液学缓解,且在移植前伊马替尼停药至少2周,不能接受伊马替尼者亦需用羟基脲/三尖杉酯碱类/其他化疗,待完全血液学缓解后接受Allo-HSCT。

3.因各种原因(如经济原因)

不能应用伊马替尼治疗的患者,可考虑应用干扰素[干扰素-α(3～5)×10^6 U/(m² · d)±阿糖胞苷15～20mg/(m².d),每个月7～10d]或者羟基脲或高三尖杉酯碱2.5mg/(m² · d)治疗。

4.临床试验

(二)加速期/急变期

初诊进展期患者建议伊马替尼600～800mg/d作为初始治疗(图1-2),如果患者经伊马替尼治疗疾病恢复到慢性期,可继续应用伊马替尼治疗,如果患者有合适的造血干细胞供者来源,应及早行Allo-HSCT。伊马替尼治疗过程中进展者可更换为尼洛替尼或达沙替尼治疗,恢复到慢性期者可继续应用尼洛替尼或达沙替尼治疗,如果患者有合适的造血干细胞供者来源,应及早行Allo-HSCT。有T3151突变或Ⅱ代TKI不敏感的突变者应及早行ALIo-SCT。

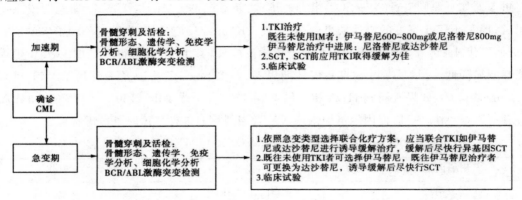

图1-2 进展期CML的诊断和治疗

四、伊马替尼治疗后监测以及方案调整

疾病评价包括血液学、骨髓细胞遗传学核型分析,分子生物学分析(RQ-PCR检测BCR/ABLmRNA水平以及BCR/ABL激酶区点突变测定)。CML治疗反应定义以及监测安排分别见表1-7、1-8。

伊马替尼中断治疗以及患者服药依从性差的问题可能导致不良临床结果,良好的服药依从性教育以及严密监测对于获得最佳临床疗效非常重要,欧洲白血病网将伊马替尼治疗CML的反应分为最佳、次佳以及失败三个层次(表1-9),依照治疗反应不同调整治疗方案。伊马替尼治疗期间访视流程见图1-3。

表 1-7 CML-CP 治疗反应的定义

血液学反应（HR）		细胞遗传学反应（CyR）		分子学反应（MR）[*]	
完全（CHR）	·血小板计数 <450×10^9/L	完全（CCyR）	Ph（＋）0	完全（CMR）	无法定量或未检测到 BCR/ABL 转录本
	·白细胞计数 <10×10^9/L	部分（PCyR）	Ph（＋）1%～35%		
	·外周血中无髓性不成熟细胞,嗜碱性粒细胞<5%	次要（minorCyR）	Ph（＋）36%～65%	主要（MMR）	较本中心治疗前 BCR/ABL 转录本基线值下降≥310g
	·骨髓中原始细胞<5%	微小（miniCyR）	Ph（＋）66%～95%		
	·无疾病的症状、体征,可触及的脾大已消失	无	Ph（＋）>95%	36%～65%	66%～95%

*:根据国际评分中 BCR/ABL 与对照基因的比率

表 1-8 CML-CP 治疗反应的监测安排

	血液学反应	细胞遗传学反应	分子学反应
监测频率	·每周进行一次,直至确认达到完全血液学反应 ·随后每 3 个月进行一次,除非有特殊要求	·每 3～6 个月进行一次,直至确认达到完全细胞遗传学反应且持续两年后每 12 个月进行一次 ·未获得 MMR 患者 BCR/ABL 转录本升高 1log 以上时	·每 3 个月进行一次,若发现 BCR/ABL 转录本升高,应当每 1～3 个月测定 ·疗效欠佳或治疗失败时应考虑测定 BCR/ABL 激酶区点突变

表 1-9 400mg/d 伊马替尼治疗 CML-CP 患者治疗反应评价标准（ELN 2010）

时间	最佳反应	次佳反应	失败
3 个月	CHR,至少次要 CyR	CHR,无 CyR	未获得 CHR
6 个月	至少出现部分 CyR	未获得部分 CyR	无 CyR
12 个月	获得完全 CyR	仅获得部分 CyR	未获得部分 CyR
18 个月	获得 MMR	未获得 MMR	未获得完全 CyR
任何时间	稳定或达到 MMR	丧失 MMR,无伊马替尼耐药性 BCR/ABL 激酶区突变	丧失 CHR,丧失完全 CyR,出现伊马替尼或其他 TKI 耐药性突变,出现 Ph 染色体以外其他克隆性染色体异常

CHR:完全血液学缓解;CyR:细胞遗传学反应;MMR 主要分子学反应

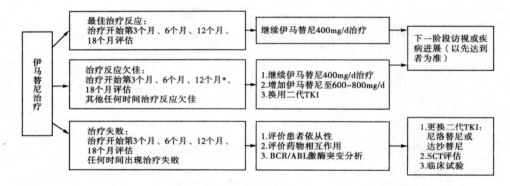

图 1-3　接受伊马替尼 400mg/d 初始治疗的 CML-CP 患者的随访监测流程

(一)3 个月后监测以及方案调整

1.最佳反应

达到完全血液学反应并出现次要细胞遗传学反应:继续伊马替尼 400mg/d 治疗。

2.次佳反应

如果初始治疗达到完全血液学反应但未达到次要细胞遗传学反应者。

(1)继续伊马替尼 400mg,每日一次。

(2)考虑增加伊马替尼剂量至 600mg/d 或最大剂量 800mg/d。

(3)换用二代 TKI 如尼洛替尼/达沙替尼。

3.治疗失败

未达到完全血液学缓解,首先评估患者依从性,若患者依从性良好可采用下述方案:

(1)换用 2 代 TKI,如尼洛替尼/达沙替尼。

(2)临床试验。

(3)评估和讨论 Allo-HSCT 的可行性。

(二)6 个月后监测以及方案调整

1.最佳反应(达到完全或部分细胞遗传学反应)

继续同等剂量伊马替尼治疗。

2.次佳反应(出现但未达到部分细胞遗传学反应)

(1)继续同等剂量伊马替尼治疗。

(2)考虑增加伊马替尼剂量至 600mg/d 或最大剂量 800mg/d。

(3)换用二代 TKI 如尼洛替尼/达沙替尼。

3.治疗失败(未达任何细胞遗传学反应,或细胞遗传学复发)

首先评估患者依从性,进行 BCR/ABL 突变检测,参考检测结果调整治疗如下:

(1)换用 2 代 TKI,如尼洛替尼/达沙替尼。

(2)临床试验。

(3)可行 Allo-HSCT。

(三)12个月后监测以及方案调整

1.最佳反应(至少达到完全细胞遗传学反应)

继续同等剂量伊马替尼治疗。

2.次佳反应(未达到完全细胞遗传学反应)

(1)继续同等剂量伊马替尼治疗。

(2)视耐受情况将伊马替尼剂量增至600mg/d或最大剂量800mg/d。

(3)换用二代TKI如尼洛替尼/达沙替尼。

3.治疗失败(未达部分细胞遗传学反应,或细胞遗传学复发)

首先评估患者依从性,BCR/ABL突变检测并调整治疗:

(1)换用二代TKI,如尼洛替尼/达沙替尼。

(2)可行Allo-HSCT。

(3)临床试验。

(四)18个月后监测以及方案调整

1.最佳反应(达到完全细胞遗传学反应并获得完全或主要分子生物学反应)

继续同等剂量伊马替尼治疗。

2.次佳反应(维持完全细胞遗传学反应但未达到主要分子生物学反应)

(1)继续同等剂量伊马替尼治疗。

(2)视耐受情况将伊马替尼剂量增至600mg/d或最大剂量800mg/d。

(3)换用二代TKI如尼洛替尼/达沙替尼。

3.治疗失败(丧失完全细胞遗传学反应,或血液学复发)

首先评估患者依从性,行BCR/ABL突变检测并调整治疗:

(1)换用二代TKI,如尼洛替尼/达沙替尼。

(2)可行Allo-HSCT。

(3)临床试验。

(五)治疗任何时间

1.最佳反应(达到或维持稳定的主要分子学反应)

继续伊马替尼400mg/d治疗。

2.次佳反应(丧失主要分子学反应,出现BCR/ABL激酶域突变但对伊马替尼依然敏感)

(1)继续同等剂量伊马替尼治疗。

(2)视耐受情况将伊马替尼剂量增至600mg/d或最大剂量800mg/d。

(3)换用二代TKI如尼洛替尼/达沙替尼。

3.治疗失败(丧失CHR、CCyR,出现伊马替尼耐药的BCR/ABL激酶域突变,出现Ph染色体以外的克隆性染色体异常)

(1)换用二代TKI,如尼洛替尼/达沙替尼。

(2)可行Allo-HSCT。

(3)临床试验。

(六)伊马替尼治疗期间疾病进展

1.进展至加速期的患者

(1)行 BCR/ABL 突变检测,考虑换用二代 TKI,如尼洛替尼/达沙替尼。

(2)Allo-HSCT。

(3)临床试验。

2.进展至急变期的患者

进行骨髓检查,流式细胞学检查,细胞化学检查(过氧化物酶、TdT 等),细胞遗传学检查评估骨髓情况。确定为急性淋巴系统白血病变或急性髓系白血病变,分别用不同化疗。缓解后即行 Allo-HSCT 或新药试验治疗

五、异基因干细胞移植后监测及治疗

疾病评价包括血液学、骨髓细胞遗传学核型分析或者 FISH,分子学分析(RQ-PCR BCR/ABLmRNA 水平)。

(一)达到完全细胞遗传学缓解

进行骨髓/外周血定量聚合酶链反应(RQ-PCR)监测,每 3 个月 1 次,共 2 年,随后每 6 个月 1 次,共 3 年。如果检测结果为阳性,可选用:

(1)检测 BCR/ABL 激酶是否存在突变,依照检测结果挑选 TKI 治疗。

(2)停用免疫抑制剂。

(3)供者淋巴细胞输注(DLI)。

(4)干扰素(IFN-α)治疗。

(5)临床新药试验。

(二)未缓解或复发

停止免疫抑制治疗并监测,可考虑:

(1)检测 BCR/ABL 激酶是否存在突变,依照检测结果挑选 TKI 治疗。

(2)停用免疫抑制剂。

(3)供者淋巴细胞输注(DLI)。

(4)干扰素(IFN-α)治疗。

(5)临床新药试验。

六、以 IFN-α 为基础的治疗者

对于应用以 IFN-α 为基础的治疗者(包括＋Ara-C、HU、HHT 等)[IFN-α($3\sim5$)$\times10^6$U/(m^2 · d)±阿糖胞苷 $15\sim20$mg/(m^2 · d),每个月 $7\sim10$d]后续监测和治疗。疾病评价包括血液学、骨髓细胞遗传学核型分析。

(一)治疗 6 个月行疾病评价

(1)如果达到血液学反应继续原方案治疗。

(2)如果未达血液学反应,或血液学复发或不能耐受换用伊马替尼,或可考虑行 Allo-

HSCT。

(二)治疗 12 个月行疾病评价(包括骨髓细胞遗传学核型分析)

1.如果达到完全细胞遗传学反应

继续原方案治疗 3 年后可考虑停药。

2.如果达到部分细胞遗传学反应

继续原方案治疗,每 6 个月进行疾病评价,直至达到完全细胞遗传学反应,或换用伊马替尼。

3.如果未达到部分细胞遗传学反应

换用伊马替尼,或可考虑行 Allo-HSCT

4.任何时间细胞遗传学复发

换用伊马替尼治疗,或可考虑行 Allo-HSCT。

七、不良反应的处理

(一)伊马替尼不良反应的处理

1.血液学不良反应

(1)慢性期:3/4 级中性粒细胞减少(中性粒细胞绝对计数<1.0×10^9/L):暂停用药,直至 ANC≥1.5×10^9/L:①如在 2 周内 ANC 恢复,以原用药剂量重新开始治疗;②如停药后 ANC <1.0×10^9/L 持续超过 2 周,剂量需减少 25%~33%(不低于 300mg/d)重新开始治疗;③如果患者存在持续中性粒细胞减少,可采用生长因子联合伊马替尼治疗。

3/4 级血小板减少(血小板计数<50×10^9/L):暂停用药,直至血小板计数≥75×10^9/L。血小板计数<30×10^9/L 应输注血小板:①如在 2 周内血小板计数恢复,以原用药剂量重新开始治疗。②如停药后血小板计数<50×10^9/L 持续超过 2 周,剂量需减少 25%~33%(不低于 300mg/d)重新开始治疗。

3~4 级贫血:尽管促红细胞生成素(EPO)治疗有效,但近来各种指南均不支持在髓系恶性肿瘤中使用红系刺激因子,建议输注红细胞。

(2)加速期和急变期:发生 3/4 级血细胞减少时应行骨髓检查,鉴别疾病进展和药物相关性骨髓抑制。非疾病进展所致的全血细胞减少处理如下:①全血细胞减少持续 2 周,将伊马替尼减量至 400mg/d 或 300mg/d;②如全血细胞减少持续 4 周,暂停伊马替尼,直至 ANC≥1.0×10^9/L,且血小板计数≥20×10^9/L,然后重新以 300mg/d 开始伊马替尼治疗。应同时加强支持治疗加用细胞生长因子;③如果患者存在顽固性中性粒细胞减少和血小板减少,可以采用细胞生长因子和伊马替尼联合使用。

建议:第一个月内尽量不要停伊马替尼,至少 300mg/d,同时加强输注红细胞,血小板和细胞生长因子等支持治疗。

2.非血液学不良反应

(1)3 级非血液学不良反应:采取相应具体治疗措施,如果对症处理无效,按 4 级不良反应处理。

(2)4级非血液学不良反应:暂停用药直至症状恢复至Ⅰ级或更好,然后考虑减量25%～33%(不少于300mg/d)重新开始治疗;亦可考虑换用二代TKI或者参加新药临床试验。

(3)具体措施:①≥2级肝脏不良反应:暂停用药直至症状恢复至≤Ⅰ级,减量25%～33%(不少于300mg)重新开始治疗。评价其他可能具有肝毒性的药物,包括对乙酰氨基酚。可以考虑换用尼洛替尼或达沙替尼或者参加临床试验;②腹泻:对症支持治疗;③水肿:利尿剂,支持治疗;④体液潴留:利尿剂,支持治疗,药物减量、中断用药或停药。考虑超声心动图检测左室射血分数(LVEF);⑤胃肠道反应:餐中服药并饮一大杯水送下;⑥肌肉痉挛:补钙,运动饮料;⑦皮疹:局部或全身应用类固醇激素,药物减量、暂时中断用药或停药。

(二)尼洛替尼不良反应的处理

尼洛替尼初始以及调整剂量参见表1-10。

1.血液学不良反应

(1)3/4级中性粒细胞减少(ANC<1.0×10⁹/L):暂停用药,直至ANC≥1.5×10⁹/L。①如在2周内ANC恢复,以原用药剂量重新开始治疗;②如停药后ANC<1.0×10⁹/L持续超过2周,剂量需减少至400mg/d重新开始治疗;③如果患者存在持续中性粒细胞减少,可采用细胞生长因子联合尼洛替尼治疗。

(2)3/4级血小板减少(血小板计数<50×10⁹/L):暂停用药,直至血小板计数≥50×10⁹/L。血小板计数<30×10⁹/L应输注血小板。①如在2周内血小板计数恢复,以原用药剂量重新开始治疗;②如停药后血小板计数<50×10⁹/L持续超过2周,剂量需减少至400mg/d重新开始治疗。

(3)3～4级贫血:尽管促红细胞生成素(EPO)治疗有效,但近来各种指南均不支持在髓系恶性肿瘤中使用红细胞集落刺激因子,建议输注红细胞。

2.非血液学不良反应

(1)QT间期延长:QT间期大于480ms,暂停用药,同时保证血钾、镁在正常范围。①如在2周内QT间期恢复至450ms以内且在基线20ms以内,以原用药剂量重新开始治疗;②如在2周内QT间期恢复至450～480ms,剂量需减少至400mg/d重新开始治疗。恢复用药7天后应当复查ECG以检测QT间期。

(2)肝脏、胰腺毒性:出现3～4级肝脏、胰腺毒性(肝酶、胆红素、脂肪酶、淀粉酶升高),暂停用药直至症状恢复至≤1级并减量至400mg/d重新开始治疗。

(3)罕见的外周动脉闭塞性疾病:一旦出现,应永久终止尼洛替尼治疗。

(4)其他:3级非血液学不良反应采取相应具体治疗措施,如果对症处理无效,按4级不良反应处理。4级非血液学不良反应:暂停用药直至症状恢复至Ⅰ级或更好,然后考虑减量至400mg/d重新开始治疗。①头痛:对症支持;②恶心:对症支持;③腹泻:对症支持;④皮疹:局部或全身应用糖皮质激素,药物减量、暂时中断用药或停药。

3.尼洛替尼用药注意事项

(1)接受尼洛替尼导致患者猝死已有报道,对于低血钾、低血镁以及长QT综合征的患者应避免使用尼洛替尼。

（2）尼洛替尼治疗开始前必须纠正血钾及血镁至支持水平，用药期间必须定期检测血钾、血镁水平。

（3）避免联合使用延长 QT 间期的药物，避免使用强的 CYP3A4 抑制剂。

（4）尼洛替尼使用前 2h 及用药后 1h 暂停进食。

（5）合并肝功能损伤的患者应减低剂量。

（6）重视心电图（ECG）的监测，治疗开始前应当进行 ECG 监测了解 QT 间期的基线水平，治疗开始后 7d 以及其后的治疗过程中需要定期行 ECG 监测，及时调整药物治疗。

表 1-10　尼洛替尼剂量调整表

慢性期	首选剂量	300 mg，一日两次
一线选择	减低剂量	400 mg，一日一次
进展期及慢性期	首选剂量	400 mg，一日两次
二线选择	减低剂量	400 mg，一日一次

（三）达沙替尼不良反应的处理（达沙替尼初始以及调整剂量参见表 1-11）

1.血液学不良反应

（1）4 级中性粒细胞减少（中性粒细胞绝对计数＜10.5×10^9/L）：暂停用药，直至 ANC≥1.0×10^9/L。①如在 1 周内 ANC 恢复，以原用药剂量重新开始治疗；②如停药后 ANC＜0.5×10^9/L 持续超过 1 周，剂量需减少至下一等级重新开始治疗；③如果患者存在持续中性粒细胞减少，可采用生长因子联合达沙替尼治疗。

（2）3/4 级血小板减少（血小板计数＜50×10^9/L）：暂停用药，直至血小板计数≥50×10^9/L。血小板计数＜30×10^9/L 应输注血小板。①如在 1 周内血小板计数恢复，以原用药剂量重新开始治疗；②如停药后血小板计数＜25×10^9/L 持续超过 1 周，剂量需减少至下一等级重新开始治疗。

（3）3～4 级贫血：尽管促红细胞生成素（EPO）治疗有效，但近来各种指南均不支持在髓系恶性肿瘤中使用红系刺激因子。建议输注红细胞。

2.非血液学不良反应

3 级非血液学不良反应采取相应具体治疗措施，如果对症处理无效，按 4 级不良反应处理。4 级非血液学不良反应：暂停用药直至症状恢复至 1 级或更好，然后考虑减量重新开始治疗。①水钠潴留：渗透性利尿，支持对症治疗；②浆膜腔积液：暂停达沙替尼，渗透性利尿，若患者症状明显可短疗程应用糖皮质激素，待症状体征好转后减低剂量重新开始治疗；③罕见的肺动脉高压：一旦出现应当立即永久终止达沙替尼的治疗；④头痛：对症支持；⑤胃肠道不适：对症支持；⑥腹泻：对症支持；⑦皮疹：局部或全身应用类固醇激素，药物减量、中断用药或停药。

表 1-11　达沙替尼剂量调整表

慢性期	首选剂量	100 mg/d
	减低剂量	70～80 mg/d

第七节　血液科抗生素使用原则

一、血液科患者的抗生素应用原则

治疗用药的选择应综合患者病情、病原菌种类及抗菌药物特点制定。

(一)抗生素的选择

根据病原菌种类及药敏结果选择抗菌药。若单一药物可有效治疗的感染可以不需联合用药。严重感染、单一用药不易控制的混合细菌感染、需长疗程且易产生耐药性的感染可联合用药。

(二)给药途径

血液科感染一般采用静脉给药的方式,尽量避免抗菌药的局部应用。

(三)疗程

抗菌药一般用至体温正常、症状消退后 72～96h。特殊及重症感染需较长疗程方能彻底治愈,并防止复发。

(四)有指征时需进行外科手术治疗

二、经验性用药原则

(一)感染部位以及病原学不明确的患者经验性选择抗生素

(1)中性粒细胞减少患者感染进展快,一旦出现发热应尽早应用抗生素。

(2)中性粒细胞减少患者有感染的症状、体征,应早期应用抗生素。

(3)选择经验性用药时应考虑到本病区(医院)患者目前分离到的细菌种类、发生频率、抗生素敏感情况。

(4)住院时间较长或反复住院治疗的患者应考虑到其既往感染的致病菌及抗生素使用情况。

(5)标本送培养后立即给予静脉抗生素治疗,剂量要足够。

(6)中性粒细胞减少患者,单纯考虑一种病原菌感染而采用窄谱抗生素是不够的,必须使用广谱抗生素,直到病原清除或中性粒细胞恢复;尽可能选择杀菌药物而非抑菌药物。万古霉素和利奈唑胺不宜单一用药。

(二)经验性使用抗菌药物的选择及用药方法

(1)单药治疗:第三代或第四代头孢霉素、碳青霉烯类等。

(2)两药联合:氨基糖苷类＋抗假单胞菌青霉素或 β-内酰胺类/β-内酰胺酶抑制剂、头孢吡肟/头孢他啶、碳青霉烯类。

（3）万古霉素联合抗假单胞菌青霉素或 β-内酰胺类/β-内酰胺酶抑制剂、头孢吡肟/头孢他啶、碳青霉烯类±氨基糖苷类。

注意：在经验性用药的同时进行感染部位（包括血培养）的细菌学检查。

（4）万古霉素和利奈唑胺的应用应慎重，建议在以下情况经验性用药时考虑联合应用：

1）临床怀疑严重的导管相关感染。

2）证明存在耐青霉素和头孢菌素的肺炎球菌或耐甲氧西林的金黄色葡萄球菌；或既往感染的病原体主要为耐青霉素和头孢菌素的肺炎球菌或耐甲氧西林的金黄色葡萄球菌。

3）血培养证明存在革兰阳性菌，而最终鉴定结果和药敏结果尚未报告。

4）已出现低血压或其他心血管受累的证据。

5）接受强化疗的患者：①黏膜损伤重；②耐青霉素链球菌（如草绿色链球菌、肠球菌）感染的危险较大；③发热前曾预防性应用喹喏酮类药物。

6）体温突然升至 40℃ 以上，高度怀疑草绿色链球菌感染。万古霉素用药时应注意监测血药浓度，疗程一般不超过 14d。利奈唑胺由于对血液系统的毒性作用，疗程一般不超过 14d。

（5）经验性用药 3～5d 后重新评估病情

1）治疗 3～5d 内发热控制

①病因不明：中性粒细胞减少情况缓解者，发热消失 48h 后停抗生素。中性粒细胞减少情况没有缓解，发热消失 5～7d 后停药。

②病因肯定：调整治疗。

2）治疗 3～5d 仍持续发热者

①病因不明：如果病情稳定没有加重，继续原来的抗生素治疗（考虑停用万古霉素和利奈唑胺）；如果疾病进展，符合使用万古霉素和利奈唑胺的条件则换抗生素。如果治疗 5～7d 仍发热，中性粒细胞减少情况没有缓解，加用抗真菌药，换或不换抗生素。

②病因肯定：调整治疗。

三、靶向治疗

感染灶、致病菌明确，应根据药敏实验的结果调整用药，尤其是预防性用药疗效不佳者。

四、真菌治疗原则

（1）采用广谱抗生素抗感染的发热患者，若出现唾液黏稠、口腔黏膜白斑可予两性霉素 B 溶液漱口。

（2）以下患者应注意真菌的经验性治疗 发热已控制，抗生素巩固治疗过程中出现体温反复（应高度怀疑真菌的二重感染）；痰液黏稠、不易咳出，X 线胸片提示真菌感染的特点。

（3）根据感染部位、病原菌种类选择用药在病原真菌未明确前，可参考常见的病原真菌及患者既往感染的特点（因血液病患者住院治疗时间一般较长，或需反复住院治疗）给予经验治疗；明确病原菌后，根据经验治疗的疗效和药敏试验的结果调整给药。

（4）疗程需较长，一般为 6～12 周或更长。也可根据粒细胞恢复情况、感染控制的效果酌情处理。

（5）治疗可以联合应用具有协同作用的抗真菌药物，以静脉给药为主，以增强疗效并延缓耐药菌株的产生。治疗中也应注意非全身用药的问题：如肺部感染者可同时予两性霉素 B 雾化吸入，肠道真菌感染可同时予口服抗真菌药物。

（6）在应用抗真菌药物的同时，应积极治疗可能存在的基础疾病，增强机体免疫功能。

（7）有指征时需进行外科手术治疗。

第二章 贫血

第一节 阵发性睡眠性血红蛋白尿症

一、阵发性睡眠性血红蛋白尿症诊断

（一）目的

确立阵发性睡眠性血红蛋白尿症（paroxysmal nocturnal hemoglobinuria，PNH）一般诊疗的标准操作规程，确保患者诊疗的正确性和规范性。

（二）范围

适用阵发性睡眠性血红蛋白尿症的诊疗。

（三）诊断依据与要点

1.诊断依据

《血液病诊断及疗效标准》（第三版，科学出版社）。

2.诊断要点

（1）临床表现符合 PNH。

（2）实验室检查：①酸化血清溶血试验、蔗糖溶血试验、尿含铁血黄素试验、蛇毒因子溶血试验中两项及以上阳性；或只有一项阳性但重复 2 次阳性或有肯定的血红蛋白尿出现，并除外其他溶血；②流式细胞仪外周血 GPI 锚定蛋白测定：外周血 CD59 或 CD55 阴性的中性粒细胞或红细胞＞10%。

临床表现符合，实验室检查结果具备①项和（或）②项者可明确诊断。

（四）鉴别诊断

（1）再生障碍性贫血。

（2）骨髓增生异常综合征。

（3）自身免疫性溶血性贫血。

（4）缺铁性贫血。

（5）遗传性球形红细胞增多症。

（6）阵发性冷性血红蛋白尿症。

（7）葡萄糖-6-磷酸脱氢酶缺乏症。

（8）机械性红细胞损伤。

（9）血型不合红细胞输入。

(五)诊断规程

1.病历采集

(1)现病史:应包括患者症状(贫血、尿色改变等相关症状)出现的初始时间、严重程度以及相关治疗情况。

(2)既往史及个人史:应包括是否有肝脏病史、特殊用药史。

(3)体格检查:应包括贫血、黄疸相关体征,肝、脾、淋巴结肿大情况。骨骼及生长发育情况。

2.入院检查

(1)必要检查项目:①常规:血常规(含网织红细胞计数及白细胞分类)、尿常规+尿含铁血黄素试验(Rous)、便常规+潜血;②GPI锚定蛋白测定(外周血);③酸化血清溶血试验(Ham试验);④微量补体溶血敏感试验(mCLST);⑤蔗糖溶血试验;⑥蛇毒因子溶血试验(CoF);⑦血浆游离血红蛋白(FHb)、血浆结合珠蛋白(Hp)测定;⑧肝肾功能、空腹血糖;⑨乳酸脱氢酶及同工酶;⑩其他,包括电解质六项;叶酸、维生素B12水平;血清铁四项;血清铁蛋白;骨髓形态学分类;骨髓活检病理(初诊时);N-ALP、PAS、铁染色;祖细胞培养(BFU-E、CFU-E、CFU-GM、CFU-Mix);腹部B超。

(2)需要检查项目:①抗碱血红蛋白测定(HbF)、血红蛋白A2定量(HbA2);②Coombs试验(直接、间接);③冷凝集素试验(CAT);④酸化甘油溶血试验(AGLT50);⑤红细胞渗透脆性试验(EOF);⑥葡萄糖-6-磷酸脱氢酶(G6PD)活性测定;⑦凝血八项;⑧骨髓染色体核型分析;⑨淋巴细胞亚群;⑩其他,包括免疫球蛋白定量;抗心磷脂抗体;ENA抗体谱;抗核抗体;甲功全项;转铁蛋白及受体;超声心动图;X线胸片。

(3)可选检查项目:骨髓造血细胞GPI锚定蛋白测定;蛋白C,蛋白S。

二、治疗方案的选择

1.治疗原则

积极避免诱发或加重溶血的因素(感染及氧化性药物、食物等),控制溶血急性或慢性发作;以骨髓造血衰竭为主要临床表现时则应以雄激素促造血药物联合免疫抑制治疗为主,同时预防并治疗并发症及合并症。

2.控制急、慢性溶血发作,改善贫血状况

(1)补体抑制剂(Eculizumab):Eculizumab作为补体C5的人源化单克隆抗体,可以有效抑制补体膜攻击复合物的形成,从而减轻溶血发作,明显降低血制品依赖性,减轻血栓事件发生风险。目前,国际多篇临床对照研究数据均支持Eculizumab作为以急慢性溶血发作为主要表现的PNH患者的一线首选治疗手段。Eculizumab使用前应常规给予淋病奈瑟菌及脑膜炎球菌疫苗预防感染,前4周每周一次600mg静脉滴注,第5周900mg,此后每2周应用900mg,可长期应用。Eculizumab治疗的适应证主要是:PNH患者长期慢性溶血(含急性加重)导致输血依赖,以及发生与PNH长期慢性溶血相关的并发症(频发急性疼痛事件、血栓栓塞、肾功能不全、平滑肌张力障碍及其他终末脏器功能障碍),而因骨髓造血衰竭导致的输血依赖并不适用 Eculizumab 治疗。

（2）糖皮质激素：Eculizumab 之前的时代，糖皮质激素是控制溶血慢性发作和急性加重最有效的药物。目前，糖皮质激素仍然可以作为控制 PNH 患者急性血管内溶血的首选药物。常规剂量按泼尼松龙计算，每日 0.75～1.0mg/kg，1～3 周溶血减轻后应逐渐减量并在 2～3 个月内停用，部分可耐受患者亦可用最低剂量（每日 15mg 以下）维持。原则上患者应尽量避免长期使用糖皮质激素。因为目前尚未有明确的临床研究数据支持糖皮质激素能够有效控制 PNH 患者慢性溶血的程度并减轻输血依赖，糖皮质激素的长期毒副作用亦限制其使用。激素使用期间，应注意监测血压、血糖，预防骨质疏松及保护胃黏膜。

3.改善骨髓造血衰竭状况，减少输血依赖

对于以骨髓造血衰竭为主要表现的 PNH 患者应使用雄激素（达那唑 200～600mg/d 或司坦唑醇 6～10mg/d，以耐受男性化及肝脏损伤副作用为前提）或促红细胞生成素（10 000U，每周 3 次，皮下注射）促造血治疗，同时亦可联合环孢素 A 免疫抑制治疗，应用保肝药物以减轻药物性肝损伤及增强药物治疗依从性。达到重度骨髓造血衰竭者应积极考虑异基因造血干细胞移植或抗淋巴细胞球蛋白治疗。

4.异基因造血干细胞移植

这是唯一可以治愈本病的方法，有合适同胞匹配的供者可考虑。因 Eculizumab 在临床上广泛得以应用及其肯定疗效，异基因造血干细胞移植适应证变得更加严格：PNH 进展为严重的骨髓造血衰竭或恶性克隆演变（如 MDS、AL 等）；PNH 伴发严重危及生命及重要脏器功能的血栓栓塞事件；Eculizumab 治疗不能控制的慢性溶血导致严重的输血依赖及致残性血栓栓塞事件发生。

5.支持治疗

适当补充造血原料，适当进行抗凝治疗预防血栓栓塞事件。长期慢性溶血易合并缺铁，应以食物补铁为主，亦可小剂量补充铁剂。长期慢性溶血导致机体叶酸相对不足，应每日补充叶酸 5mg。此外，维生素 E 100mg，每日 3 次，有稳定红细胞膜、减轻溶血的作用。对于血栓形成高危者（粒细胞 GPI 阴性克隆超过 50%，曾有血栓栓塞发生，蛋白 C、蛋白 S 活性降低，D-二聚体多次超过正常值 2 倍，合并糖尿病发生，长期吸烟）应给予抗凝治疗，常用华法林 3～5mg/d，根据 INR 调整用药剂量，保持 INR 在 2.0～3.0 为宜。

第二节　再生障碍性贫血

一、再生障碍性贫血诊断

(一)目的

确立再生障碍性贫血（aplastic anemia，AA）（简称再障）一般诊疗的标准操作规程，确保患者诊疗的正确性和规范性。

(二)范围

适用再生障碍性贫血患者的诊疗。

(三)诊断依据

根据《British Committee for Standards in Haematology:Cuiclelinesfor the diagnosis and mnanagementof aplastic anaemia.》(2009)及《血液病诊断及疗效标准》(第三版,科学出版社)。

(四)诊断规程

1.病历采集

(1)现病史:应包括患者症状(贫血、出血、感染等相关症状)出现的初始时间、严重程度以及相关治疗情况。

(2)既往史、个人史及家庭史:应详细询问有无家族史;询问其他重要脏器疾病史。

(3)体格检查:应包括贫血、出血相关体征,有无躯体畸形,有无感染病灶等。

2.入院检查

(1)初诊:①常规:血常规、尿常规、便常规＋潜血、血型;输血前相关检查:HIV、梅毒、病毒性肝炎标志物;②骨髓:骨髓分类(要观察三系的形态,是否有病态造血;非造血细胞比例增高时,须注意淋巴细胞及浆细胞形态有无异常,必要时行胸骨检查);骨髓活检病理＋嗜银染色;GPI 锚定蛋白流式检测(CD55、CD59);N-ALP、PAS、铁染色、巨核细胞酶标;染色体核型(必要时行荧光原位免疫杂交如 5、7、8、20、21、Y 染色体);流式细胞仪免疫表型分析;造血干、祖细胞培养;电镜形态及免疫组织化学(MPO、PPO);彗星试验、MMC 试验(年龄＜50 岁需要筛查);③生化:肝肾功能、空腹血糖;防癌五项;电解质六项;乳酸脱氢酶及同工酶;心肌酶谱;血清铁四项(血清铁、不饱和铁结合力、总铁结合力、铁饱和度);可溶性转铁蛋白及其受体;④免疫学:免疫球蛋白定量;淋巴细胞亚群、T/NK 大颗粒淋巴细胞比例、Vβ 流式检测;甲状腺功能全项检测;铁蛋白;叶酸、维生素 B_{12} 水平检测;促红细胞生成素(EPO)水平检测;免疫学全套检查(抗核抗体、ENA 抗体谱、循环免疫复合物、抗 O、类风湿因子、C 反应蛋白、IgG、lgA、IgM、C3、C4);细胞因子(TNF-α、TGF-β、sEPO、INF-γ、IL-1 等);⑤溶血初筛检查:FHb、Hp、Coombs 试验(直接、间接)及其亚型;Ham 试验;尿 Rous 试验;凝血八项;⑥其他,包括心电图、X 线胸片(如患者合并感染,建议行肺部 CT 检查)、腹部消化系统、泌尿系统 B 超及超声心动图检查;⑦眼底、口腔、耳鼻喉检查;⑧细菌、真菌培养＋药敏:如果怀疑严重型再生障碍性贫血,入院时常规送鼻、口、咽、皮肤、会阴、肛周、感染部位分泌物及痰培养;住院中体温大于 38.5℃,持续 2 天以上,非感染原因难以解释者,送可疑部位拭子或分泌物培养;如疑诊为真菌感染,送检 G 试验及 CM 试验(如果有条件)。

(2)治疗后复查:①常规检查(血、尿、便);②外周血:生化全项;可溶性转铁蛋白及其受体;铁代谢指标(血清铁四项、铁蛋白);叶酸、维生素 B_{12} 水平;溶血初筛检查:FHb、Hp、Coombs 试验、Ham 试验;外周血淋巴细胞免疫分型;T/NK 大颗粒淋巴细胞比例(如初诊时比例有异常,须复查此项,并加做 vp 流式检测);③骨髓检查:骨髓涂片形态学检查;骨髓或组织病理检查;N-ALP、PAS、铁染色、巨核细胞酶标;GPI 锚定蛋白流式检测(CD55、CD59);染色体核型

（必要时行荧光原位免疫杂交）；造血干、祖细胞培养；彗星试验、MMC 试验；④如患者在服用环孢素 A，检测其空腹浓度（C_0）和服药后 2h 浓度（C_2）。

二、分型及治疗

（一）判断患者病情并进行分型

患者确诊为获得性再障，须根据血象分为重型再生障碍性贫血（SAA）及非重型再生障碍性贫血（NSAA），如果外周血细胞符合以下三项中的两项，则可确诊为 SAA：①中性粒细胞计数<$0.5×10^9$/L；②血小板计数<$20×10^9$/L；③网织红细胞计数<$20×10^9$/L。其中中性粒细胞计数<$0.2×10^9$/L 者，则诊断为极重型再生障碍性贫血（VSAA）。如不符合以上各项，则诊断为 NSAA。诊断分型与患者发病时间无关。

（二）治疗

1.原发病治疗

（1）NSAA 治疗：此类患者如果需要定期频繁进行血制品输注，即输血依赖，治疗建议参考 SAA 患者选择的治疗方案（图 2-1）。

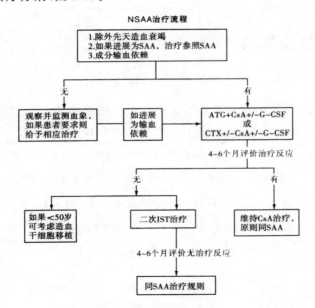

图 2-1 NSAA 治疗流程

如患者非输血依赖，首选治疗口服环孢素 A（CsA），初始治疗剂量 3～5mg/（kg·d），根据环孢浓度调整用药剂量，使 C_0 维持在成人 200～400ng/ml，儿童 150～250ng/ml 范围。应用过程中监测肝肾功能，必要时同时服用保肝药物预防肝细胞损伤。雄激素对于初诊患者，尤其是儿童及年轻女性，不作为常规首选治疗，对于 CsA 效果不明显或者无效患者可以加用，对于因血小板减少月经量明显增多的年轻女性患者可短期应用以减轻出血。可选择的药物为司坦唑醇（康力龙）、十一酸睾酮（安雄）、达那唑等药物。雄激素对肝功能影响较大，须实时监测。NSAA 患者也可适当加用中成药治疗，如再造生血片、血宝等，具体用量参考使用说明书。

（2）SAA 治疗：根据 BCSH 2009 年再障诊断治疗指南，对于年龄<40 岁有同胞供者患者，

首选同胞供者造血干细胞移植。移植后治疗及处理同其他移植患者(图 2-2)。

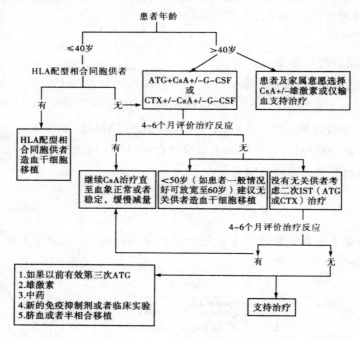

图 2-2 SAA 治疗流程图

对于年龄＞40 岁、无同胞供者或者不足以承担干细胞移植治疗经费的患者,选择强烈免疫抑制治疗(IST),即抗胸腺细胞球蛋白(ATG)序贯口服 CsA 治疗。血液病医院有兔抗人 ATG(法国)及猪抗人 ATG(中国武汉)两种,用量分别为 r-ATC 3～3.75mg/kg、p-ATG 20～30mg/kg,应用前需进行静脉试验或者皮肤试验(详细参考药品说明书),缓慢滴注,每日不低于 10 小时,连续应用 5 天。同时应用 1mg/kg 糖皮质激素(泼尼松)换算成静脉氢化可的松及地塞米松与 ATG 同步输注。应用时密切注意患者有无过敏反应,进行心电、血压、血氧监测。治疗同时序贯口服 CsA(具体用法同 NSAA)。

ATG 治疗过程中药物应用步骤:

通道一:ATG(兔)3～3.75mg/(kg·d)×5d

或 ATG(猪)20～30mg/(kg·d)×5d

通道二:按泼尼松 1mg/(kg·d)换算成氢化可的松 50～100mg,余量换算成等量的地塞米松或甲泼尼龙。

对于经济能力无法承担 ATG 治疗或无法耐受的 SAA 患者,推荐应用大剂量环磷酰胺(HD-CTX)治疗,剂量为 30mg/(kg·d),溶于 250ml 生理盐水,正常速度连续应用 4d,于应用 CTX 的第 0、3、6、9 小时给予美司钠解救,同时碱化利尿,监测尿 pH 使之维持在 6.5 以上,进行心电、血压、血氧监测。治疗前须停用 CsA 一周以上,治疗后 1 月可再次加用 CsA。

CTX 治疗过程中药物应用步骤:

通道一:CTX 30mg/(kg·d)×4d

通道二:美司钠 0.4g 静脉输注用药第 0、3、6、9 小时×4d,同时静脉碱化利尿补液。

根据患者经济承担能力及其意愿,部分患者选择只口服 CsA 治疗,具体方法同 NSAA。

2.CsA 的换药、减量及停用

再障患者治疗过程中需要定期返院复查,一般定于开始治疗的第 2、3、6、9、12、18、24、30、36 个月进行复查,以评判疗效、调整治疗方案及药物剂量。

口服 CsA 4～6 个月后,血象及骨髓增生程度无改善甚至进一步减低的患者,判断为治疗无效,建议换用二线免疫抑制药物,如吗替麦考酚酯、西罗莫司、达那唑等,但疗效不确定。也可试用中药或者参加临床实验。

对于疗效确切患者,如血象恢复正常或维持稳定水平超过 3 个月,CsA 可缓慢减量,速度大约为 0.3mg/(kg·m)。如果在减量过程中患者血常规有下降趋势,可调整回此次减量前水平。如患者在减量过程中病情复发,建议返院进行二次治疗。

3.对症支持治疗

(1)保护性隔离:对于中性粒细胞减低的患者建议尽早进行保护性隔离,以减少发生感染的机会。

(2)造血因子:对于中性粒细胞绝对值(ANC)$<0.5\times10^9$/L 患者,应用粒细胞刺激因子(G-CSF)200～400μg/(m^2·d),持续至 ANC$>1.5\times10^9$/L,以减少患者发生感染的机会。

(3)血制品输注:建议贫血患者输注浓缩红细胞以维持 Hb$>$ 80g/L,尤其年龄$>$60 岁的患者,以保证心脏功能足以承受进一步强烈免疫治疗。血小板减低 PLT 计数$<10\times10^9$/L,或者$<20\times10^9$/L 同时有活动性出血、年龄偏大、伴发感染发热情况的患者,需要输注单采血小板,以减少患者发生致命出血的风险。

(4)抗生素应用:一旦患者合并感染,如果 ANC$<0.5\times10^9$/L,在明确病原菌之前建议尽早应用超广谱抗生素,以尽快控制感染,争取应用有效治疗机会。如果患者 ANC 正常,可根据感染部位选择适当抗生素。

(5)心理支持:患者的角色转换需要一定时间,并且每位患者反应不同,须根据不同情况给予患者心理支持。

4.祛铁治疗

因红细胞生产不足、铁利用障碍并需要长期输注红细胞的患者,大部分会出现铁过载。定期监测铁蛋白,并对水平$>$ 1000ng/ml 的患者进行祛铁治疗,以减少其对心脏、胰腺、肝脏等脏器功能的损伤。一般剂量为 20～25mg/(kg·d),每日持续缓慢滴注$>$10 小时或者应用祛铁泵持续滴注,每疗程两周,可根据铁蛋白适当增减。

5.出院标准

一般情况良好,没有需要住院处理的并发症和(或)合并症。

第三节　纯红细胞再生障碍性贫血

一、纯红细胞再生障碍性贫血诊断

(一)目的

确立纯红细胞再生障碍性贫血(pure red cell aplasia,PRCA)一般诊疗的标准操作规程,确保患者诊疗的正确性和规范性。

(二)范围

适用纯红细胞再生障碍性贫血的诊疗。

(三)诊断依据

根据《血液病诊断及疗效标准》(第三版,科学出版社):①贫血相关的临床表现;②血红蛋白低于正常值(男<120g/L,女<110g/L),网织红细胞<1%,白细胞和血小板计数均正常;③骨髓幼红细胞<5%,粒系及巨核系各阶段均正常。

(四)鉴别诊断

1.Diamond-Blackfan 贫血(DBA)

本病为先天性遗传性疾病,绝大多数在出生 1 年内起病,除贫血、网织红细胞减少、骨髓红系增生减低外,可有阳性家族史、身体畸形、染色体或基因异常。

2.儿童暂时性幼红细胞减少症(TEC)

多见于 1～3 岁的正常儿童,发病前有感染前驱症状,病因不明,但和微小病毒 B19 无关,除贫血、网织红细胞减少、骨髓红系增生减低外,极少数出现癫痫、神经系统异常等并发症,病情于数周内可自行恢复。

3.一过性再障危象(TAC)

多见于年轻人,在慢性溶血性贫血病史基础上发生微小病毒 B19 感染。患者可有胆红素升高、黄疸病史,骨髓涂片可见较为特异的巨大幼稚红细胞,提示微小病毒 B19 感染,病程持续几周时间,呈自限性。

4.其他继发性纯红再障

纯红再障可继发于胸腺瘤、T 细胞大颗粒淋巴细胞白血病、慢性淋巴细胞白血病、血管胶原病、药物、ABO 不相合骨髓移植、EPO 抗体产生、妊娠等,仔细的病史询问、体格检查和针对性实验室检查有助鉴别。

二、入院检查

(一)必要检查

1.常规

血常规(含网织红细胞计数及白细胞分类)、尿常规、便常规+潜血、血型。

2.溶血

(1)游离血红蛋白、结合珠蛋白。

(2)抗球蛋白试验(Coombs 试验)、酸化血清溶血试验(Ham 试验)。

3.骨髓

(1)骨髓形态学分类。

(2)染色体核型分析。

(3)N-ALP、PAS、铁染色。

(4)骨髓活检病理。

(5)祖细胞培养(BFU-E、CFU-E、CFU-GM、CFU-Mix)。

4.生化

(1)肝肾功能、空腹血糖。

(2)电解质六项。

(3)血清铁四项。

5.免疫学

(1)乙肝五项、丙肝抗体、甲肝抗体、HIV。

(2)免疫球蛋白定量。

(3)ENA 抗体谱。

(4)风湿三项(ASO、RF、CRP)。

(5)抗核抗体(ANA)、循环免疫复合物(CIC)。

(6)转铁蛋白及受体。

6.流式细胞仪免疫表型分析

(1)GPI 锚定蛋白(外周血)。

(2)大颗粒淋巴细胞免疫表型(外周血)。

(3)TCRVβ(外周血)。

7.分子生物学

TCR/IgH 融合基因。

8.核医学

(1)血清铁蛋白。

(2)叶酸、维生素 B_{12} 水平。

(3)促红细胞生成素水平。

9.出凝血

凝血八项。

10.特殊检查

心电图、X 线胸片、腹部 B 超、超声心动图。

（二）需要检查

（1）微小病毒 B19 检测（B19 抗原/抗体，B19 DNA）。

（2）彗星试验、MMC 试验（伴白细胞减少时需同 Fanconi 贫血鉴别）。

（3）胸腹部 CT（考虑继发于淋巴系统增生性疾病或实体瘤时）。

（三）可选检查

（1）如患者服用环孢素 A，检测血药浓度。

（2）如有条件行基因检测。

（四）治疗

1.支持治疗

血血蛋白＜80g/L 或出现贫血相关症状者输注浓缩红细胞。

2.病因治疗

伴有胸腺瘤者行手术切除；疑似药物、感染相关者停止一切可能药物并控制感染；考虑微小病毒 B19 感染者应用丙种球蛋白；继发于淋巴系统增殖性疾病者治疗基础病。

3.免疫抑制治疗

（1）糖皮质激素：泼尼松起始剂量 1mg/（kg·d），定期监测网织红细胞水平和血细胞比容（HCT），HCT≥35％后逐渐减量并维持最小有效剂量。若连续服用 2～3 个月无效，应考虑更换其他治疗方案。此外，糖皮质激素有效但需大剂量维持者可与其他免疫抑制剂合用以减少糖皮质激素用量。

（2）环孢素 A：推荐每日剂量 3～5mg/kg，每日给药两次，根据血药浓度进一步调整剂量，维持谷浓度 200～300ng/ml，疗程不应短于 3 个月。

（3）细胞毒免疫抑制药物：糖皮质激素无效或需大剂量维持者可换用环磷酰胺（CTX）或硫嘌呤（6-MP），联合小剂量糖皮质激素（泼尼松 20～30mg/d）可以提高疗效。起始剂量 50 mg/d，每周（或每两周）增加 50 mg/d 至最大剂量 150 mg/d，有效者先由糖皮质激素开始减量。用药期间中性粒细胞绝对值＜1000×10^9/L 或血小板＜100 000×10^9/L 则停药观察。

4.其他

（1）静脉输注免疫球蛋白：慢性 B19 感染患者可试验性应用，剂量 0.4g（kg·d），疗程 5～10d。

（2）抗胸腺细胞球蛋白（ATG）：可用于难治性病例，兔抗人 ATG（法国）3～5 mg/（kg·d），连续应用 5 天，联合小剂量糖皮质激素（泼尼松 20～30mg/d）。

（3）抗 CD20 单克隆抗体（利妥昔单抗）、抗 CD52 单克隆抗体、抗 IL-2R 单克隆抗体限于治疗继发于淋巴细胞增殖性疾病的患者，或者对常规免疫抑制治疗无效者。

（4）血浆置换：上述免疫抑制治疗均无效者可试用，每周至少置换 3 次，至少维持 2～3 周，直至起效。

5.祛铁治疗

治疗无效者需长期输注红细胞，有出现继发性血色病可能。定期监测铁蛋白水平，必要时行祛铁治疗。

第四节　巨幼细胞贫血

一、巨幼细胞贫血诊断

(一)目的

确立巨幼细胞贫血(megaloblastic anemia,MA)一般诊疗的标准操作规程,确保患者诊疗的正确性和规范性。

(二)范围

适用巨幼细胞贫血患者的诊疗。

(三)诊断依据与要点

1.诊断依据

《血液病学》(第三版,人民卫生出版社)及《血液病诊断及疗效标准》(第三版,科学出版社)。

2.诊断要求

(1)临床表现:①贫血的症状;②常伴消化系统症状,如食欲减退、恶心、腹泻及腹胀等,还可能伴有舌痛,色红,舌乳头消失,表面光滑;③如果维生素 B_{12} 缺乏还常伴有神经系统症状,主要为脊髓后侧束变性,表现为下肢对称性深感觉及振动感消失,严重的可有平衡失调及步行障碍,亦可同时出现周围神经病变及精神抑郁。

(2)实验室检查:①大细胞性贫血:MCV>100fl,多数红细胞呈大卵圆形,网织红细胞常减少;②白细胞和血小板亦常减少,中性粒细胞核分叶过多(5叶者>5%或6叶者>1%);③骨髓增生明显活跃,红系呈典型巨幼红细胞生成;巨幼红细胞>10%;粒系及巨核细胞系统亦有巨幼型变,特别是晚幼粒细胞改变明显,核质疏松、肿胀,巨核细胞有核分叶过多,血小板生成障碍;④生化检查:血清叶酸测定(放射免疫法)<6.91nmol/L(<3ng/ml),和(或)维生素 B,2<103pmol/L(<140ng/ml)。红细胞叶酸测定(放射免疫法)<227nmol/L<(100ng/ml)。

(四)鉴别诊断

(1)骨髓增生异常综合征。

(2)慢性再生障碍性贫血。

(3)溶血性贫血。

(4)遗传性乳清酸尿症。

(五)诊断规程

1.病历采集

(1)现病史:应包括患者症状(贫血、舌炎、味觉消失以及神经系统症状)出现的初始时间、严重程度以及相关治疗情况。

（2）既往史及个人史：应包括是否有肿瘤、溶血、甲状腺功能亢进、慢性肾功能不全、胃病及小肠炎症（特别是空肠段）史，长期、反复腹泻史；是否有偏食，酗酒及服药史，不良饮食习惯；女性患者着重询问生育史。

（3）体格检查：应包括贫血相关体征；胃肠道症状（舌面光滑、舌乳头消失）；神经系统症状（乏力、手足对称性麻木、下肢步态不稳、行走困难）。

2.入院检查

（1）必要检查：①常规：血常规、尿常规、便常规＋潜血；②生化：肝肾功能、空腹血糖；血清叶酸和维生素 B_{12} 水平、血清铁及转铁蛋白饱和度。

（2）需要检查：①骨髓：骨髓分类（应包括红系巨幼变及成熟红细胞形态的具体描述）；骨髓活检病理；N-ALP、PAS、铁染色、巨核细胞酶标；②乙肝五项、丙肝抗体、甲肝抗体；③电解质六项；④免疫学：免疫球蛋白定量；抗核抗体、ENA 抗体谱；⑤血型；⑥心电图、X 线胸片、胃肠 X 线及胃镜、腹部 B 超。

（3）可选检查：①红细胞叶酸测定；②脱氧尿嘧啶核苷抑制试验；③内因子抗体测定；④维生素 B_{12} 吸收试验。

二、治疗

1.病因治疗

治疗基础疾病，去除病因。

2.营养知识教育

纠正不良饮食习惯。

3.补充叶酸和（或）维生素 B_{12}

（1）叶酸缺乏：口服叶酸 5～10mg，每天 3 次。胃肠道不能吸收者可肌内注射四氢叶酸钙 5～10mg，每天 1 次，直至血红蛋白正常，一般不需维持治疗。

（2）维生素 B_{12} 缺乏：肌内注射维生素 Bl2100μg，每天 1 次（或 200μg，隔日 1 次）直至血红蛋白恢复正常。恶性贫血或胃全部切除者需终生采用维持治疗，注射 100μg，每月 1 次。维生素 B_{12} 缺乏伴有神经症状者对治疗反应不一，有时需大剂量[500～1000μg/（次·周）]长时间（半年以上）的治疗。对于单纯维生素 B_{12} 缺乏的患者如果单用叶酸治疗会加重维生素 B_{12} 的缺乏，特别要警惕神经系统症状的发生或加重。

4.特殊类型巨幼细胞贫血的治疗

（1）麦胶肠病及乳糜泻：对症治疗同时使用叶酸，需小剂量叶酸维持且不宜进食含麦胶食物。

（2）热带口炎性腹泻：叶酸治疗加广谱抗生素能使症状缓解及纠正贫血，缓解后应用小剂量叶酸维持治疗。

（3）乳清酸尿症：叶酸及维生素 B_{12} 治疗无效，用尿嘧啶治疗可纠正贫血。

严重的巨幼细胞贫血患者在补充治疗后，要警惕低血钾的发生。一般巨幼细胞贫血患者在进行治疗后可很快得到反应,临床症状迅速改善,神经系统症状缓慢恢复或不恢复。网织红细胞一般于治疗后 5～7d 开始升高,之后血细胞比容和血红蛋白逐渐增高,血红蛋白可在 1～2 个月内恢复正常。粒细胞和血小板计数及其他实验室异常一般 7～10d 恢复正常。

第五节　自身免疫性溶血性贫血临床路径

(一)适用对象

第一诊断为自身免疫性溶血性贫血(AIHA)。

(二)诊断依据

根据《血液病诊断和疗效标准》(张之南、沈悌主编,科学出版社,2008 年,第三版)、《临床诊疗指南·血液病学分册》(中华医学会编著,人民卫生出版社,2006 年)。

1.温抗体型自身免疫性溶血性贫血

(1)符合溶血性贫血的临床表现:溶血及贫血,多为女性。如果为继发性,常有原发病的表现。

(2)实验室检查:有红细胞破坏的证据;贫血严重程度不一;网织红细胞比例及绝对值升高;外周血涂片可见球形红细胞及数量不等的幼红细胞;直接 Coombs 试验阳性。

(3)如广谱 Coombs 试验阴性,但临床表现符合,肾上腺皮质激素等免疫抑制治疗有效,又能除外其他溶血性贫血,可考虑为 Coombs 试验阴性的自身免疫性溶血性贫血。

(4)须除外系统性红斑狼疮(SLE)或其他疾病(如 CLL、淋巴瘤)引起的继发性自身免疫性溶血。

2.冷凝集素综合征

(1)符合溶血性贫血的临床和实验室表现:寒冷环境下出现耳郭、鼻尖及手指发绀,加温后消失,可有贫血或黄疸的体征;实验室检查发现胆红素升高,反复发作者有含铁血黄素尿等。

(2)冷凝集素阳性。

(3)直接 Coombs 试验几乎均为补体 C3 型。

3.阵发性冷性血红蛋白尿症

(1)符合溶血性贫血的临床和实验室表现:如受凉后血红蛋白尿发作,发作时出现贫血且进展迅速,实验室检查发现胆红素升高,反复发作者有含铁血黄素尿等。

(2)冷热溶血试验阳性。

(3)直接 Coombs 试验为补体 C3 型阳性。

(三)进入路径标准

(1)第一诊断为自身免疫性溶血性贫血。

(2)当患者同时具有其他疾病诊断,但在住院期间不需要特殊处理,也不影响第一诊断的临床路径流程实施时,可以进入路径。

(四)病历采集

1.现病史

应包括患者症状(贫血、溶血等相关症状)出现的初始时间、严重程度以及相关治疗情况；有无寒冷环境暴露史；有无关节肿痛、脱发、皮疹、口腔溃疡等风湿免疫系统疾病史；有无发热、消瘦、盗汗等消耗性疾病相关临床症状。

2.既往史及个人史

应包括是否有贫血家族史、输血史、特殊用药史、自身免疫性疾病史及其他重要脏器疾病史；是否有放射线、苯、特殊药物等接触史。

3.体格检查

应包括贫血、出血相关体征，肝、脾、淋巴结肿大情况，有无感染病灶等。

(五)住院期间检查项目

1.常规

血常规(含网织红细胞计数及白细胞分类)、尿常规＋Rous、便常规＋潜血、血型、输血相关检查(肝炎病毒全套、HIV病毒、梅毒)。

2.溶血检查

(1)GPI锚定蛋白测定(外周血)。

(2)血浆游离血红蛋白(FHb)、血浆结合珠蛋白(Hp)测定。

(3)酸化血清溶血试验(Ham试验)。

(4)微量补体溶血敏感试验(mCLST)。

(5)酸化甘油溶血试验(AGLT50)。

(6)冷凝集素试验(CAT)。

(7)冷热溶血试验(D-L试验)。

(8)Coombs试验(直接、间接)，如为阳性，则测定亚型。

(9)红细胞渗透脆性试验(EOF)。

(10)葡萄糖-6-磷酸脱氢酶(G6PD)活性测定。

3.骨髓

(1)骨髓形态学分类。

(2)GPI锚定蛋白测定。

(3)N-ALP、PAS、铁染色、巨核酶标染色。

(4)骨髓活检病理(如怀疑为淋巴系统增殖性疾病,加做免疫组织化学染色)。

(5)TCR、IgH基因重排(PCR检测)。

(6)染色体核型。

4.生化

(1)肝肾功能、空腹血糖。

(2)电解质六项。

(3)乳酸脱氢酶及同工酶。

(4)血清铁四项。

5.免疫学

(1)抗核抗体(ANA),循环免疫复合物(CIC)。

(2)免疫球蛋白定量。

(3)淋巴细胞亚群。

(4)ENA抗体谱。

(5)风湿三项(ASO、RF、CRP)。

(6)甲状腺功能。

(7)肿瘤标志物。

6.核医学

(1)血清铁蛋白。

(2)叶酸、维生素 B_{12} 水平。

7.出凝血

凝血八项。

8.特殊检查

心电图、X线胸片、腹部B超、超声心动图(考虑继发肿瘤者行胸腹联合CT及浅表淋巴结检查)。

9.发热或疑有感染者可选择

病原微生物培养、影像学检查。

(六)标准住院日

为14d内。

(七)治疗开始于诊断后第1天

(八)治疗方案的选择

根据《邓家栋临床血液学》(邓家栋主编,上海科学技术出版社,2001年,第一版)、《临床诊疗指南—血液病学分册》(中华医学会编著,人民卫生出版社,2006年,第一版)。

1.温抗体型免疫性溶血性贫血

(1)病因治疗:部分继发于肿瘤、自身免疫性结缔组织病、感染者行原发基础疾病治疗,考虑药物导致者停用相关药物。

(2)肾上腺糖皮质激素作为首选治疗:①常规起始剂量,按照泼尼松 $1mg/(kg \cdot d)$,初始可折合为同等效价的静脉用药(地塞米松、甲泼尼龙等),病情平稳后改为同等效价口服激素,贫血纠正后逐渐减量,至最小有效剂量后至少维持 $3\sim6$ 个月。糖皮质激素治疗 $4\sim6$ 周无效者考虑改换其他方案;②视病情可选用短疗程大剂量给药。

(3)急症治疗:适用于严重贫血、溶血危象、需要紧急手术或分娩者。①静脉输注丙种球蛋白: $0.4g/(kg \cdot d) \times 5d$ 或 $1.0g/(kg \cdot d) \times 2d$;②输注红细胞,有条件输注洗涤红细胞;③血浆置换。

(4)脾切除:糖皮质激素治疗无效,维持剂量过大,有应用禁忌证或不能耐受的不良反应时,考虑行脾切除术。

(5)其他治疗药物:①细胞毒药物:糖皮质激素无效或需大剂量维持者,以及有切脾除术禁忌证和脾切除术无效者,可选用环磷酰胺(CTX)或巯嘌呤(6-MP),治疗期间注意骨髓抑制毒性;②其他免疫抑制剂:激素依赖患者可根据病情选用环孢素 A,巩固糖皮质激素疗效,减少激素用量;也可选用有免疫调节作用的蛋白同化激素达那唑;③糖皮质激素和脾切除术无效的难治性 AIHA 患者可选择 CD20 单克隆抗体。

(6)输血:输血须谨慎,温抗体型 AIHA 患者输血有可能导致严重输血反应或加重溶血。输血指征包括:①暴发性 AIHA;②溶血危象;③可能危及生命的极重度贫血。

2.冷抗体型自身免疫性溶血性贫血

(1)病因治疗:继发于感染、肿瘤者进行原发基础病的治疗。

(2)保暖。

(3)输血:冷抗体型 AIHA 应尽量避免输血,因输血本身可补充新鲜补体而加重溶血,对于急性发作重症患者输血时注意如下事项:①输注在不同温度下经严格交叉配血的洗涤红细胞;②输注时红细胞预热至 37qC,同时注意患者保暖;③输血速度宜慢。

(4)血浆置换可快速清除部分冷抗体

(九)出院标准

(1)一般情况良好。

(2)没有需要住院处理的并发症和(或)合并症。

(十)变异及原因分析

溶血危象、再障危象、常规治疗无效、发生严重并发症等,则退出该路径。

第六节　全血细胞减少

一、常规检查

(1)血常规。

(2)尿常规＋Rous 试验。

(3)便常规＋潜血。

(4)血型。

(5)肝炎全项、梅毒抗体、HIV 抗体。

二、骨髓检查

(1)分类计数(必要时行胸骨检查)。

(2)骨髓活检＋嗜银染色。

(3)N-ALP(血涂片)、有核红细胞 PAS 染色＋铁染色＋小巨核酶标。

(4)染色体核型。

(5)造血干、祖细胞培养。

(6)流式细胞仪检测。

(7)CD55、CD59。

(8)外周血淋巴细胞(T/NK)免疫表型测定。

三、免疫学检查

(1)免疫学全套检查(抗核抗体、ENA 抗体谱、循环免疫复合物、抗 O、类风湿因子、C 反应蛋白、IgG、IgA、IgM、C3、C4)。

(2)淋巴细胞亚群。

(3)细胞因子(TNF-α、TGF-β、sEPO、INF-γ、IL1 等)。

(4)甲状腺功能全项。

四、生化检查

(1)血生化全套。

(2)电解质六项。

(3)血清铁四项＋血清铁蛋白。

(4)血清叶酸＋维生素 B_{12}。

(5)FHb、Hp、Ham 实验、Coombs 试验。

五、其他检查

(1)心电图。

(2)X 线胸片。

(3)腹部 B 超＋泌尿系 B 超

(4)凝血八项

(5)如考虑再障,年轻患者或有家族史,做彗星试验及 MMC 检查。

第七节　缺铁性贫血

一、缺铁性贫血诊断

(一)目的

确立缺铁性贫血一般诊疗的标准操作规程,确保患者诊疗的正确性和规范性

(二)范围

适用缺铁性贫血患者的诊疗。

(三)诊断依据

根据《血液病学》(第一版,人民卫生出版社)、《血液病诊断及疗效标准》(第三版,科学出

社)。

(1)小细胞低色素性贫血男性血红蛋白(Hb)<120g/L,女性 Hb< 110g/L,孕妇 Hb<100g/L,MCV<80fl,MCH<27pg,MCHC<0.32;红细胞形态有明显低色素表现。

(2)有明确的缺铁病因和临床表现。

(3)血清(血浆)铁<8.95μmol/L(50 μg/dl),总铁结合力>64.44μmol/L(360μg/dl)。

(4)运铁蛋白饱和度<0.15。

(5)骨髓铁染色显示骨髓小粒可染铁消失,铁粒幼红细胞<15%。

(6)红细胞游离原卟啉(FEP)>0.9μmol/L(50μg/dl)(全血),或血液锌原卟啉(ZPP)>0.96μmol/L(60μg/dl)(全血),或 FEP/Hb>4.5 μg/gHB。

(7)血清铁蛋白(SF)<12μg/L。

(8)血清可溶性转铁蛋白受体(sTfR)浓度>26.5nmol/L(2.25mg/L)。

(9)铁剂治疗有效。

符合第 1 条和 2~9 条中任何两条以上者,可诊断为缺铁性贫血。

(四)鉴别诊断

(1)铁粒幼细胞性贫血。

(2)转铁蛋白缺乏症。

(3)珠蛋白生成障碍性贫血。

(4)异常血红蛋白病。

(5)慢性病性贫血。

(五)病历采集

1.现病史

应包括患者症状(贫血、口角炎、舌炎以及匙状甲等相关症状)初始时间、严重程度以及相关治疗情况。

2.既往史、个人史

应包括是否有十二指肠及胃病史(包括消化道出血),以及偏食、异食癖;酗酒及服药史;儿童患者的生长发育情况;女性患者着重询问月经、生育史。

3.体格检查

应包括贫血相关体征,毛发、口角及指甲情况等。

(六)入院检查

1.必要检查

(1)血常规、尿常规、便常规＋潜血。

(2)肾功能、空腹血糖。

(3)血清铁、总铁结合力、未饱和铁、铁饱和度、转铁蛋白受体及转铁蛋白饱和度。

(4)血清铁蛋白。

2.需要检查

（1）骨髓。

（2）骨髓分类。

（3）骨髓活检病理。

（4）N-AIP、PAS、铁染色、巨核细胞酶标。

（5）乙肝五项、丙肝抗体、甲肝抗体。

（6）电解质六项。

（7）防癌六项。

（8）免疫学。

（9）免疫球蛋白定量。

（10）抗核抗体、ENA 抗体谱。

（11）血型。

（12）其他：心电图、X 线胸片、胃肠 X 线及胃镜、腹部 B 超。

3.可选检查

（1）红细胞游离原卟啉（FEP）测定。

（2）红细胞铁蛋白测定。

二、治疗

1.病因治疗

应尽可能地去除导致缺铁的病因。

2.铁剂的补充

铁剂的补充以口服为主,每天补充元素铁 150～200mg 即可。常用的是亚铁制剂（如硫酸亚铁）、右旋糖酐铁及多糖铁复合物。于进餐时或餐后服用,以减少药物对胃肠道的刺激。铁剂忌与茶同服,否则易与茶叶中的鞣酸结合成不溶解的沉淀,不易被吸收。

补充铁剂后患者自觉症状可以很快恢复,网织红细胞一般 3～4d 上升,7d 左右达高峰。血红蛋白于 2 周后明显上升,1～2 个月后达正常水平。在血红蛋白恢复正常后,铁剂应继续服用,待血清铁蛋白恢复到 50 $\mu g/L$ 后再停药。

如果患者对口服铁剂不能耐受,不能吸收或失血速度快须及时补充者,可予胃肠外给药。常用的是右旋糖酐铁、硫酸亚铁或山梨醇铁肌内注射。治疗总剂量的计算方法是:所需补充铁 mg 数＝(150-患者 Hb g/L)×3.4(按每 1000g Hb 中含铁 3.4g)×体重(kg)×0.065(正常人每 kg 体重的血量约为 65ml)×1.5(包括补充储存铁)。上述公式可简化为:所需补充铁量(mg)＝(150-患者 Hb g/L)×体重(kg)×0.33。首次注射量应为 50mg,如无不良反应,第二次可增加到 100mg,以后每周注射 2～3 次,直到完成治疗总量。有 5%～13% 的患者于注射后可发生局部肌肉疼痛、淋巴结炎、头痛、头晕、发热、荨麻疹及关节痛等,多为轻度及暂时的。偶尔（2.6%）出现过敏性休克,会有生命危险,故注射时应有急救设备（肾上腺素、氧气及复苏设备）。如胃肠外给药仍无效,则要考虑以下原因:①诊断错误:贫血不是由缺铁所致;②合并慢性疾病（如感染、炎症、肿瘤或尿毒症等）干扰了铁剂的治疗;③造成缺铁的病因未消除,铁剂的治疗未能补偿丢失的铁量(如消化道出血、女性月经过多);④同时合并有叶酸或维生素 B_{12} 缺乏影响血红蛋白的恢复;⑤不恰当的铁剂治疗中(包括每天剂量不足,疗程不够,未注意食物或其他药物对铁吸收的影响等)。

第八节　先天性再生障碍性贫血

一、先天性再生障碍性贫血诊断

(一)目的

确立先天性再生障碍性贫血(fanconi anemia,FA)一般诊疗的标准操作规程,确保患者诊疗的正确性和规范性。

(二)范围

适用先天性再生障碍性贫血患者的诊疗。

(三)诊断依据

根据《血液病诊断及疗效标准》(第三版,科学出版社):

(1)有贫血、出血、感染等血细胞减少的相关表现,伴或不伴躯体畸形。

(2)家族中有同样患者,父母有近亲结婚史。

(3)DEB/MMC 试验阳性。

(四)诊断规程

1.病历采集

(1)现病史:应包括患者症状(贫血、出血、感染等相关症状)、初始时间、严重程度以及相关治疗情况。

(2)既往史、个人史:应详细询问有无家族史,家族中有无近亲结婚史,有无乳腺癌、卵巢癌及其他肿瘤病史;询问其他重要脏器疾病史。

(3)体格检查:应包括贫血、出血、感染相关体征,重点注意有无躯体畸形、皮肤色素沉着、牛奶咖啡斑等。

2.入院检查

(1)常规:血常规、尿常规、便常规、血型;输血前相关检查:HIV、梅毒、病毒性肝炎标志物。

(2)骨髓:骨髓分类(要观察三系的形态,是否有病态造血;非造血细胞比例增高,须注意淋巴细胞及浆细胞形态有无异常,必要时行胸骨检查);骨髓活检病理+嗜银染色;GPI锚定蛋白流式检测(CD55、CD59);N-ALP、PAS、铁染色、巨核细胞酶标;染色体核型(必要时行荧光原位免疫杂交,如 5、7、8、20、21、Y 染色体);流式细胞术免疫表型分析;造血干、祖细胞培养;电镜形态及免疫组织化学(MPO、PPO);彗星试验、MMC 试验(年龄<50 岁患者常规筛查),如果彗星试验、MMC 试验无明显异常,临床高度怀疑范可尼贫血,应做皮肤成纤维细胞的彗星、MMC 试验,同时行父母的彗星试验和 MMC 试验。

（3）生化：肝肾功能、空腹血糖；防癌六项；电解质六项；乳酸脱氢酶及同工酶；心肌酶谱；血清铁四项（血清铁、不饱和铁结合力、总铁结合力、铁饱和度）；血清转铁蛋白及可溶性转铁蛋白受体。

（4）免疫学：免疫球蛋白定量；淋巴细胞亚群、T/NK 大颗粒淋巴细胞比例、VB 流式检测；甲状腺功能全项检测；铁蛋白；叶酸、维生素 B12 水平检测；促红细胞生成素（EPO）水平检测；免疫学全套检查（抗核抗体、ENA 抗体谱、循环免疫复合物、抗 O、类风湿因子、C 反应蛋白、IgG、IgA、IgM、C3、C4）；细胞因子（TNF-α、TGF-β、sEPO、INF-γ、IL-1 等）。

（5）溶血初筛检查：FHb、Hp；Coombs 试验；酸化血清溶血试验；尿 Rous 试验；凝血八项。

（6）其他：心电图；X 线胸片（如患者合并感染，建议行肺部 CT 检查）；超声心动图，腹部及泌尿系统 B 超（注意有无脏器畸形）；全身骨骼 X 线片：注意有无骨骼畸形。

（7）细菌、真菌培养＋药敏：如果怀疑重型再障，入院时常规送鼻、口、咽、皮肤、会阴、肛周、感染部位分泌物及痰培养；住院中体温大于 38.5℃，持续 2 天以上，非感染原因难以解释者送可疑部位分泌物培养；如疑诊为真菌感染，送检 G 实验及 CM 实验。

二、治疗

1. 造血干细胞移植（HSCT）

家族中如果有 HLA 配型相合的非 FA 同胞供者，HSCT 为首选治疗方法。如无同胞供者，应积极寻找无关供者。

移植时机：①当患者血红蛋白<80g/L，血小板计数<30×10^9/L，中性粒细胞绝对值<0.5$\times10^9$/L，或出现贫血、感染、出血症状时；②持续存在克隆异常，如 1、3、7 号染色体或进展为 MDS/AML；③出现输血依赖；④初始即表现为 MDS/AML。

2. 雄激素

未达移植标准或暂时无条件行 HSCT 时，羟甲烯龙 2～5mg/(kg·d)与泼尼松2mg/(kg·d)联合使用能够降低肝毒性。

3. 支持治疗

粒细胞集落刺激因子可增多中性粒细胞，减少感染机会。

4. 监测其他指标

在治疗和随访中需要检测其他指标及脏器功能，一旦出现其他系统疾病，尤其是恶性疾病，及时干预治疗。

第三章　出凝血疾病

第一节　特发性血小板减少性紫癜

一、特发性血小板减少性紫癜诊断

(一)目的

确立特发性血小板减少性紫癜(idiopathic thrombocytopenic purpura,ITP)一般诊疗的标准操作规程,确保患者诊疗的正确性和规范性。

(二)范围

适用于血小板减少患者的诊断及 ITP 患者的治疗。

(三)诊断依据

(1)中华医学会血液学分会血栓与止血学组,成人原发免疫性血小板减少症诊治的中国专家共识.中华血液学杂志 2011,32(3):214-216.

(2)The American Society of Hematology 2011 evidence-based practice guideline for immune thrombo-cytopenia.Blood 2011,117(16):4190-4207.

(3)International consensus report on the investigation and management of primarylmmune thrombocy-topenia.Blood,2010,115(2):168-186.

(四)ITP 诊断标准及鉴别诊断

(1)至少 2 次检查显示血小板计数(BPC)减少,血细胞形态无异常。

(2)脾脏一般不增大。

(3)骨髓检查:巨核细胞数增多或正常,有成熟障碍。

(4)须排除其他继发性血小板减少症,如假性血小板减少、先天性血小板减少、自身免疫性疾病、甲状腺疾病、药物诱导的血小板减少、同种免疫性血小板减少、淋巴系统增殖性疾病、骨髓增生异常(再生障碍性贫血和骨髓增生异常综合征等)、恶性血液病、慢性肝病脾功能亢进、血小板消耗性减少、妊娠血小板减少以及感染等所致的继发性血小板减少。

(五)诊断规程

1.病历采集

(1)现病史:包括患者起病原因,是否有前驱感染病史及症状,出血部位及程度(黏膜出血应记录具体出血部位及出血情况),出现出血症状后第一次进行血常规检查的结果,详细的用药情况及治疗反应,出血及血小板变化的情况,当地医院免疫相关的检查结果。

（2）既往史、个人史：包括是否有肝炎病史，既往手术及外伤时出血情况的描述，月经增多的具体描述，详细询问是否有出血家族史。

（3）体检：包括皮肤及黏膜出血程度的详细检查，是否合并贫血，是否有肝脾淋巴结的肿大。

2.入院检查

（1）初诊时（必要及需要的检查）：①常规：血常规（包括外周血涂片）、尿常规、便常规＋潜血、血型，初始治疗期间隔日复查血小板计数，直至连续 3 次血小板计数高于 $50×10^9/L$ 后改为每周复查 2 次；②骨髓检查（特别是疗效不佳及年龄大于 60 岁的血小板减少患者）：骨髓分类（计数巨核细胞，并判断是否存在产板不良）；骨髓病理活检（石蜡包埋）；电镜（观察巨核细胞形态是否异常）；中性粒细胞碱性磷酸酶积分（N-ALP）、糖原染色（PAS）、铁染色、巨核细胞酶标；染色体核型（需要检查）；流式细胞仪免疫表型分析（MDS）（需要检查）；③免疫学相关检查：ENA 抗体谱；血小板特异性及组织相容性抗体检测（输血科）；抗核抗体，循环免疫复合物（需要检查）；免疫球蛋白定量，风湿三项；直接抗人球蛋白试验（需要检查）；病毒全项（包括 CMV 和微小病毒 B19）（需要检查）；抗心磷脂抗体（需要检查）；狼疮抗凝物；淋巴细胞亚群（需要检查）；甲状腺功能；大颗粒淋巴细胞；输血相关标志物；④一般检查：肝肾心功能；电解质；凝血八项；⑤特殊检查：B 超（消化系统）；心电图；必要时做胸部 X 线检查明确肺部情况；⑥必要时做眼底、口腔、耳鼻喉检查明确出血情况。

（2）初诊时（可选检查）：^{13}C 呼气试验检查幽门螺杆菌；血小板抗原单克隆抗体固相化检测（MAIPA）；Micro-RNA 检测；核素标记血小板生存时间；ELASPOT 分泌血小板特异性自身抗体的 B 细胞检测；网织血小板计数；ELISA 检测血小板生成素（thrombopoietin，TPO）水平；ELISA 检测 IFN-γ 和 IL-4、BAFF 水平；流式检测 Fas/FasL、B7/CD28、CD40/CD40L、KAR 和 KIR。

（3）复诊检查：①血常规；②骨髓检查（疗效不佳患者 3 个月后重新评估骨髓）；③免疫学相关检查：ENA 抗体谱；抗核抗体，循环免疫复合物；免疫球蛋白定量，风湿三项；④一般检查：肝肾心功能；电解质；⑤骨科随诊；⑥必要时做眼底、口腔、耳鼻喉检查明确出血情况。

（4）ITP 分型标准：①新诊断的 ITP：诊断后 3 个月内血小板减少的所有患者；②慢性 ITP：血小板持续减少超过 12 个月的所有患者；③难治性 ITP：满足以下所有三个条件的患者：脾切除后无效或者复发；需要（包括小剂量肾上腺皮质激素及其他治疗）治疗以降低出血的危险；除外其他引起血小板减少症的原因，确诊为 ITP；④重症 ITP：BPC$<10×10^9/L$，伴有显著的皮肤黏膜多部位出血和（或）内脏出血。

（5）ITP 疗效判断标准：①完全反应（CR）：治疗后 BPC$≥100×10^9/L$ 且没有出血表现；②有效（R）：治疗后 BPC$>30×10^9/L$，并且至少比基础血小板数增加 2 倍，同时没有出血表现；③无效（NR）：治疗后 BPC$<30×10^9/L$，或者血小板数增加不到基础值的 2 倍，或者有出血表现；④在定义 CR 或 R 时，应至少检测两次 BPC，其间间隔 7 天以上。

（6）对治疗无效及难治性 ITP 患者的重新评估：①血常规；②出血情况；③骨髓检查；④免

疫学检查:ENA 抗体谱、抗核抗体(ANA);抗心磷脂抗体、狼疮抗凝物;免疫球蛋白定量;⑤重新评估前期治疗药物。

二、ITP 治疗方案的选择(图 5-1)

(一)初始治疗

1.肾上腺皮质激素

作为首选治疗,静脉或口服。注意观察其副作用并对症处理。防治脏器功能损伤,包括抑酸、补钙等。

(1)常规剂量:①口服:泼尼松 1mg/(kg·d);曲安西龙 0.8mg/(kg·d);甲泼尼龙 0.8mg/(kg·d)。有效后减量,2~3 个月内减停;②静脉:甲泼尼龙 0.8mg/(kg·d),有效后改为口服,2~3 个月内减停;③同时给予质子泵阻滞剂及碳酸钙对症支持治疗;④判断疗效时间:28 天。

(2)短疗程大剂量给药(甲泼尼龙 1.0g/d×3d,或地塞米松 40mg/d×4d),直接停药,不再小剂量维持。

2.静脉输注免疫球蛋白

0.2g~0.4g/(kg·d)。血小板计数升至正常后停用,最长不超过 5d。

3.激素治疗 14 天后无效可加用长春地辛

每次 0.5~1mg/m² 加生理盐水 250ml 缓慢静脉滴注,每周 1 次,共 4 次。

(二)急症治疗

适用于严重、广泛出血;可疑或明确颅内出血;需要紧急手术或分娩者。

(1)静脉输注丙种球蛋白 0.4g/(kg·d)×5d 或 1.0g/(kg·d)×2d。

(2)输注血小板。

(3)紧急脾切除术。

(三)维持治疗

1.激素减量方法

28 天后开始减量,每周减 1 片,直至减停。

2.减量过程中血小板减少的处理方法

如血小板计数小于 30×10⁹/L 或有出血,可给予静脉输注免疫球蛋白 0.2g/kg,应用一天。

3.停药指征

血小板计数>30×10⁹/L,没有出血。

(四)复发后治疗

1.脾切除的指征

(1)肾上腺皮质激素治疗无效或依赖者。

(2)血小板计数持续低于 20×10⁹/L 者。

(3)出现难以控制的出血。

(4)病程原则上在一年以上。

2.利妥昔单抗应用指征及用药方案

(1)指征:①ITP 患者病程>3 个月,血小板<20~30×10⁹/L 或有出血,需要给予药物干预的患者;②慢性 ITP 需要治疗,但是拒绝切除脾的患者;③新诊断的 ITP 患者初始治疗效果不佳。

(2)用药方案(随机选择):①小剂量利妥昔单抗 100mg/m²,每周 1 次,共 4 次;375mg/m²,应用 1 次;②标准剂量利妥昔单抗 375mg/m²,每周 1 次,共 4 次。

3.TPO

15000U 每日一次皮下注射,应用 7~14d,无效者停用,有效后必要时可逐渐延长用药间隔时间维持治疗。

4.达那唑

300~600mg/d,分 2~3 次口服。

(五)难治性 ITP 治疗

1.达那唑

200rng 每日 2~3 次口服。

2.大剂量激素冲击

甲泼尼龙 1.0g/d×3d,或地塞米松 40mg/d×4d。

3.利妥昔单抗

剂量和用法同前。

4.环孢素 A

5mg/(kg·d)应用 6 天减为 2.5~3 mg/(kg·d)(维持血药浓度 100~200 ng/ml)。

5.硫唑嘌呤

1~2 mg/kg(最大量 150 mg/d)。

6.长春地辛

每次 0.5~mg/m² 加生理盐水 250ml 缓慢静脉滴注,每周 1 次,共 4 次。

7.环磷酰胺

1~2 mg/(kg·d)口服或 2 mg/(kg·d)或 4mg/kg 隔日 1 次静点至少 16 周。

8.霉酚酸酯

1000 mg 每日 2 次至少 3~4 周。

9.TPO

15 000U 每日一次皮下注射,应用 7~14 天,无效者停用,有效后必要时可逐渐延长用药间隔时间维持治疗。

10.联合免疫抑制治疗方案

CTX 100~200 mg/d,1V,第 1~7 天;Pred 0.5~1.0 mg/kg po,第 1~7 天;VCR 1~2 mg iv,第 1 天;硫唑嘌呤 100mg/d,po,第 1~7 天;或 VP-16 50~100mg/d,po,第 1~7 天。

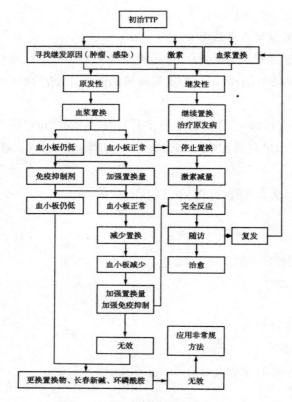

图 3-1　初始 ITP 治疗方案选择

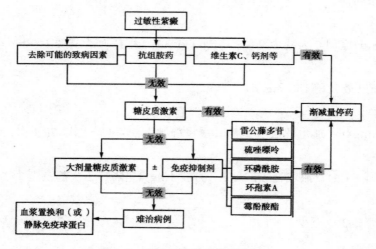

图 3-2　慢性 ITP 治疗方案选择

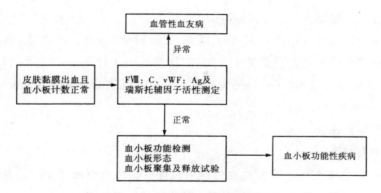

图 3-3 难治性 ITP 治疗方案选择

三、其他注意事项

(1)利妥昔单抗治疗前检测:淋巴细胞亚群、血常规、网织血小板、CD19/CD20/CD45。

(2)治疗副作用及处理:抑酸、补钙、骨科随诊。

(3)加强止血治疗:使用雌激素减少月经量;使用 6-氨基己酸(EACA)、凝血酶、云南白药治疗局部出血。

(4)合并缺铁性贫血(IDA):补铁、输血支持治疗。

(5)免疫抑制治疗后感染的防治:发热患者建议立即进行病原微生物培养并使用抗生素,有明确脏器感染患者应根据感染部位及病原微生物培养结果选用相应抗生素,同时治疗用药的选择应综合患者病情及抗菌药物特点制定。详情参见血液科患者的抗生素使用原则。

(6)患者及家属签署以下同意书

病重或病危通知书、化疗知情同意书、输血知情同意书、骨穿同意书、静脉插管同意书(有条件时)。

(7)出院标准

1)一般情况良好。

2)没有需要住院处理的并发症和(或)合并症。

第二节 血栓性血小板减少性紫癜

一、血栓性血小板减少性紫癜诊断

(一)目的

确立血栓性血小板减少性紫癜(thrombotic thrombocytopenic purpura,TIP)一般诊疗的标准操作规程,确保患者诊疗的正确性和规范性。

(二)范围

适用血栓性血小板减少性紫癜患者的诊疗。

（三）诊断及治疗依据

（1）《血液病诊断及疗效标准》（张之南、沈悌主编，科学出版社，2008年，第三版）．

（2）《英国血液学标准化委员会关于TTP的指南》（Br J Haematol，2003，120（4）：556-73）．

（3）George JN.How I treat patients with thrombotic thrombocytopenic purpura.Blood，2010，116（20）：4060-4069．

（四）诊断与鉴别诊断

1.TTP诊断标准

TTP没有诊断的金指标。存在微血管性溶血性贫血和血小板减少的患者必须考虑到rrP的可能。诊断标准依据张之南主编《血液病诊断及疗效标准》。

（1）主要诊断依据

1）微血管病性溶血性贫血：①贫血多为正细胞正色素性中、重度贫血；②微血管病性溶血：黄疸，深色尿、尿胆红素阴性，偶有高血红蛋白血症、高血红蛋白尿症与含铁血黄素尿症；血涂片中破碎红细胞＞2%，偶见有核红细胞；网织红细胞计数升高；骨髓红系高度增生，粒/红比下降；高胆红血素血症，以间接胆红素为主；血浆结合珠蛋白及血红素结合蛋白减少，乳酸脱氢酶升高。

2）血小板减少与出血倾向：①血小板计数常明显降低，血涂片中可见巨大血小板；②皮肤和（或）其他部位出血；③骨髓中巨核细胞数正常或增多，可伴成熟障碍；④血小板寿命缩短。

3）神经精神异常：可出现头痛，性格改变，精神错乱，神志异常，语言、感觉与运动障碍，抽搐，木僵，病理反射阳性等，且常有一过性、反复性、多样性与多变性特征。

4）以上3项同时存在称为三联征。

5）肾脏损害：表现为实验室检查异常，如蛋白尿，尿中出现红细胞、白细胞与管型，血尿素氮、肌酐升高等，严重者可见肾病综合征或肾衰竭。

6）发热：多为低、中度。

（2）辅助诊断根据：组织病理学检查可作为诊断TTP的辅助条件。取材部位包括皮肤、牙龈、骨髓、淋巴结、肌肉、肾、脾、肺等。异常表现为小动脉、毛细血管中有均一性"透明样"血小板血栓，PAS染色阳性。此外，尚有血管内皮细胞增生，内皮下"透明样"物质沉积，小动脉周围纤维化。栓塞局部可有坏死，但无炎性细胞浸润或炎性反应。

（3）除外其他原因导致的溶血性贫血和血小板减少。

2.TTP病因分型（表3-1）

表3-1　TTP病因分型

先天性		
获得性		
急性原发性		
继发性	药物	避孕药
		噻氯匹定

（续表）

	环孢素 A
	丝裂霉素 C
骨髓移植后	
系统性红斑狼疮（SLE）	
恶性疾病	
妊娠	
感染	大肠埃希菌 O157：H7
	人类免疫缺陷病毒（HIV）
间歇性	

3.鉴别诊断

（1）注意鉴别其他可能导致血小板减少和红细胞碎片的疾病，如伴或不伴 DIC 的败血症，恶性高血压，血管炎，恶性肿瘤转移（瘤栓），严重的肺动脉高压等。

（2）TTP 需要与其他的出现微血管血栓（TMAs）性疾病相鉴别：如溶血尿毒症综合征（HUS），DIC，灾难性抗磷脂抗体综合征，子痫和子痫前期，HELLP 综合征及 Evans 综合征等。

（五）诊断规程

1.病历采集

（1）现病史：包括患者起病原因，是否有前驱感染病史及症状，出血部位及程度（黏膜出血应具体记录出血部位及出血情况）。注意询问患者是否有关节炎、胸膜炎样胸痛、雷诺现象及其他不典型症状，是否有发热及出血，出血部位的具体情况。患者是否有意识障碍、神志模糊、谵妄、半身麻木、视野缺失等。出现症状后第一次进行血常规检查的结果，详细的用药情况及治疗反应，出血及血常规变化的情况。

（2）既往史、个人史：是否有肝炎病史，特别注意询问妊娠生产史，详细询问是否有出血家族史。

（3）体格检查：包括体温、意识等生命体征；皮肤出血及黏膜出血程度的详细描述，是否合并贫血、黄疸；是否有肝脾淋巴结的肿大。进行详细的神经系统查体。

2.入院检查

（1）必要的检测：①常规：血常规，网织红细胞，必须进行外周血涂片明确是否有破坏红细胞，尿常规，便常规＋潜血、血型，初始治疗期间每日复查血小板计数；②免疫学相关检查：ENA 抗体谱；抗核抗体；免疫球蛋白定量，风湿三项；直接抗人球蛋白试验；乙肝五项、丙肝抗体、甲肝抗体；抗 HIV 抗体；梅毒螺旋体抗体；抗心磷脂抗体；狼疮抗凝物；③一般检查：肝肾心功能（特别是乳酸脱氢酶水平监测）；电解质；凝血八项；血浆冯维勒布兰特因子（vWF）水平；④特殊检查：B 超（消化系统）；心电图；必要时做 X 线胸片明确肺部情况。

(2)需要的检测:①骨髓检查(必要时):骨髓分类;骨髓活检病理(石蜡包埋);N-ALP、PAS、铁染色、巨核细胞酶标;染色体核型(必要时);流式细胞仪免疫表型分析(MDS);②淋巴细胞亚群;③病毒全项。

(3)未开展的必要项目:vWF 多聚体检测;血管性血友病因子裂解蛋白酶(ADAMTS13)相关检查:包括 ADAMTS13 活性测定、ADAMTS13 抗体水平测定、ADAMTS13 基因缺陷分析。

(4)未开展的可选项目:①出凝血功能:凝血酶,抗凝血酶复合物;内皮细胞功能检查:血浆纤溶酶原活化抑制物.1(PAI-1)和血栓调节蛋白;②肾活检:可于血小板恢复正常后进行,用于肾脏病变的精确回顾性诊断;③其他组织病理学检查。

二、TTP 治疗方案的选择

(一)初始治疗

1.消除病因和诱因

2.血浆置换

(1)血浆置换在诊断后 24h 内尽快开始。1.5 倍血浆容量置换 3d,后序贯以 1 倍血浆容量继续置换。一般为每天 40～80ml/kg。血浆置换达到 CR 后至少 2 天才可停止。

(2)置换冷上清疗效可能优于新鲜冷冻血浆(FFP)。

(3)如果不能及时进行血浆置换,可考虑输注血浆 30 ml/(kg·d)。

(二)CR 标准

(1)神经系统症状、体征正常。

(2)血小板计数正常。

(3)血红蛋白上升。

(4)LDH 正常。

(三)辅助治疗

1.糖皮质激素

(1)初始治疗中与血浆置换联合应用。

(2)建议 1g/d 应用 3 天冲击治疗,有助于提高疗效,减少副作用。也可开始时使用泼尼松 60～80mg/d,必要时增至 100～200mg/d。不能口服者也可用相应剂量的氢化可的松或地塞米松。

2.抗血小板药物

(1)使用尚有争议。

(2)血小板计数升至 50×I09/L 以上后,可考虑给予小剂量阿司匹林 75mg/d 口服。

(3)也可考虑如吲哚美辛(消炎痛),双嘧达莫(潘生丁):(200～600mg/d),右旋糖酐(500ml,2 次/天,共 14 天)。

(四)支持治疗

(1)根据临床需要给予红细胞输注。

(2)建议所有患者接受补充叶酸治疗。

(3)只有发生危及生命的出血时才考虑输注血小板。

(4)血小板计数升至 $50\times10^9/L$ 以上后,建议所有患者接种乙肝疫苗。

(五)难治性 TTP 的治疗

(1)定义:连续 7 天的血浆置换后血小板计数仍然持续低于正常,或 LDH 增高。

(2)难治性 TTP 患者可考虑更换置换物如冷上清或冷冻病毒灭活血浆(S/D 血浆)。

(3)威胁生命的情况下可考虑加大置换强度。

(4)长春新碱:推荐 VCR 1mg 每 3～4 天重复 1 次,共 4 次。

(5)环磷酰胺:对于严重的难治复发 TTP 推荐给予强烈免疫抑制治疗,如 CTX 或 CsA (保持血药浓度 200～300ng/ml)。

(六)反复复发 TTP 的治疗

1.复发定义

停止血浆置换后 30 天再次出现 TTP 症状、体征及实验室检查的异常。复发常见,但目前没有预测复发的指标。

2.脾切除术

可能减少复发率。

3.利妥昔单抗

可给予 $375mg/m^2$ 每周 1 次、应用 4 次的标准剂量方案,或者小剂量方案:$375mg/m^2$ 应用 1 次或 1000mg 每周 1 次应用 4 次。

4.应用抗血小板药物

噻氯匹定。

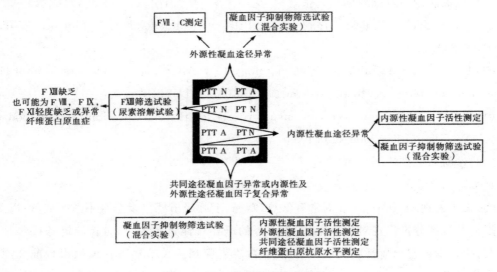

图 3-4 TTp 初始治疗方案选择

三、其他注意事项

1.免疫抑制治疗后感染的防治

发热患者建议立即进行病原微生物培养并使用抗生素,有明确脏器感染患者应根据感染部位及病原微生物培养结果选用相应抗生素,同时治疗用药的选择应综合患者病情及抗菌药物特点制定。详情参见血液科患者的抗生素使用原则。

2.患者及家属签署以下同意书

病重或病危通知书、化疗知情同意书、输血知情同意书、血浆置换治疗同意书、骨穿同意书、静脉插管同意书(有条件时)。

3.根据临床常规加强对症支持治疗

4.出院标准

(1)一般情况良好;持续 CR。

(2)没有需要住院处理的并发症和(或)合并症。

第三节　过敏性紫癜

一、过敏性紫癜诊断

(一)目的
确立过敏性紫癜一般诊疗的标准操作规程,确保患者诊疗的正确性和规范性。

(二)范围
适用过敏性紫癜患者的诊断及治疗。

(三)诊断依据
(1)《血液病诊断及疗效标准》(张之南、沈悌主编.科学出版社,2008 年,第三版)。

(2)Wintrobe's Clinical Hematology. llth ed.(Philadelphia:Lippincott Williams& Wilkins;2004)。

(3)The American College of Rheumatology 1990 criteria for the classification of Henoc:h-Schonlein pur-pura.(Arthritis Rheum.1990;33(8):1114-21)。

(4)EULAR/PReS endorsed consensus criteria for the classification of childhood vasculitides.f AnnRheum Dis.2006;65(7):936-41)。

(四)诊断与鉴别诊断

1.过敏性紫癜国内诊断标准

(1)临床表现:发病前 1~3 周常有低热,咽痛、上呼吸道感染及全身不适等症状;以下肢大关节附近及臀部分批出现对称分布、大小不等的斑丘疹样紫癜为主,可伴荨麻疹或水肿、多形性红斑;病程中可有出血性肠炎或关节痛,少数患者腹痛或关节痛可在紫癜出现前 2 周发生;可有紫癜肾炎。

(2)实验室检查:血小板计数正常,血小板功能和凝血时间正常。

(3)除外可引起血管炎的其他疾病。

2. 过敏性紫癜 EULAR/PReS criteria-2006 诊断标准

(1) 必备条件：可触及的紫癜性损害。

(2) 同时具备以下任何一项：弥漫性腹痛；任何部位活检 IgA 沉积；关节炎或关节痛；肾脏累及[血尿和(或)蛋白尿]。

3. 过敏性紫癜分型

①单纯型；②腹型；③关节型；④肾型；⑤混合型。

4. 鉴别诊断

需要与以下疾病鉴别：血小板减少性紫癜；风湿性关节炎；肾小球肾炎、系统性红斑狼疮；外科急腹症；其他疾病引起的血管炎，如冷球蛋白综合征、良性高球蛋白性紫癜等。

(五)诊断规程

1. 病历采集

(1) 现病史：①可能的病因或诱因：如上呼吸道感染、药物、食物等；②淤点、淤斑：发病时间、起病缓急，皮疹的部位、大小、形态、数目及其演变过程；③自觉症状：有无发热、不适、腹痛、关节痛等；④饮食、精神及睡眠情况等；⑤诊疗经过、疗效及不良反应。

(2) 既往有无类似皮肤病史、出血史及药物过敏史。有无家族史。

(3) 体格检查：应注意皮肤淤点或淤斑，有无其他皮疹、是否对称分布，腹部及关节情况，有无水肿。

2. 入院检查

(1) 必要检查：①常规：血常规(包括外周血涂片)、尿常规、便常规＋潜血；②骨髓检查：骨髓涂片细胞学分类；N-ALP、PAS、铁染色、巨核细胞酶标；流式细胞仪免疫表型分析(MDS)；③免疫学相关检查：ENA 抗体谱；抗核抗体，循环免疫复合物；免疫球蛋白定量，风湿三项；病毒全项；乙肝五项、丙肝抗体、甲肝抗体；抗 HIV 抗体；梅毒螺旋体抗体；④一般检查：肝肾心功能；电解质；凝血八项、血小板功能、毛细血管脆性试验；⑤特殊检查：B 超(消化系统)；心电图；必要时做腹部、关节、肾脏的 X 线检查和 B 超。

(2) 初诊时(可选项目，未开展)：病变部位组织病理学；过敏源。

(3) 过敏性紫癜疗效判断及出院标准：①临床治愈：症状及皮疹消失，实验室检查正常；②好转：病情明显好转、稳定，皮疹基本消失，实验室检查基本正常；③未愈：症状、皮疹及实验室检查均未改善。凡达到临床治愈或病情好转者可出院。

二、过敏性紫癜治疗方案的选择(图 3-5)

(1) 一般治疗：注意休息，去除可能的致病因素，防止呼吸道感染，避免服用可疑食物和药物。

(2) 抗组胺药物：如氯苯那敏(扑尔敏)4mg，2～3 次/天。

(3) 降低血管壁通透性：如维生素 C、路丁、钙剂等。

(4) 严重者可应用激素：对皮肤型和关节型较好；泼尼松或甲泼尼龙 1～2 mg/(kg·d)应用 1～2 周，后减量至 0.5mg/(kg·d)一周，继以 0.5 mg/kg 隔日 1 次，应用一周后停用。

(5) 病情顽固者可应用免疫抑制剂：如雷公藤多苷 20mg，3 次/天，硫唑嘌呤 50mg，3 次/

天或环磷酰胺100mg,1次/天。其他可选用的还包括环孢素A、霉酚酸酯等。常与大剂量肾上腺皮质激素合用,适用于肾上腺皮质激素疗效不佳者。通常推荐用于急进性肾小球性肾炎和累及肺、脑等部位出血的情况。

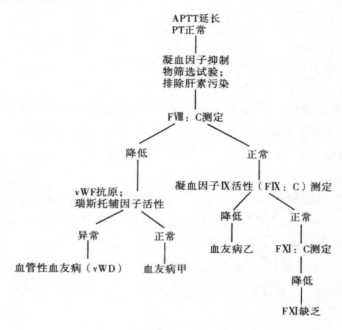

图 3-5　过敏性紫癜治疗方案选择

(6)其他对症治疗,外用药物及中医中药治疗。

三、其他注意事项

1.治疗副作用及处理

抑酸、补钙。

2.免疫抑制治疗后感染的防治

发热患者建议立即进行病原微生物培养并使用抗生素,有明确脏器感染患者应根据感染部位及病原微生物培养结果选用相应抗生素,同时治疗用药的选择应综合患者病情及抗菌药物特点制定。详情参见第一章第七节血液科抗生素使用原则。

3.其他

患者及家属签署骨穿同意书。

第四节　凝血因子缺乏

一、病史采集及查体

问诊包括出血症状发生的时间、部位、诱因、频率、治疗,是否有血制品输注史,用药史,家族中是否有出血性疾病患者等。查体包括系统查体及出血部位的评估。

二、初筛实验

(一)凝血八项

包括活化部分凝血酶时间(APTT)、凝血酶原时间(PT)、凝血酶时间(TT)、纤维蛋白原定量(凝固法)、血浆鱼精蛋白副凝实验(3P)、ATⅢ活性、纤维蛋白降解产物(FDP)及 D-二聚体(D-dimer)。

(二)血常规

包括白细胞计数、红细胞计数、血红蛋白浓度、血小板计数等。

三、根据初筛结果选择试验检查并鉴别诊断

1.APTT 延长,PT、纤维蛋白原(Fbg)及血小板正常

提示内源性凝血途径成分异常

(1)凝血因子Ⅷ、Ⅸ、Ⅺ、Ⅻ活性测定。

(2)高分子激肽原及前激肽释放酶测定(尚未开展)。

(3)vWF:Ag 测定、瑞斯托霉素辅因子活性(vWF:RCo)(未开展)、凝血因子Ⅷ结合实验(未开展)。

(4)狼疮抗凝因子测定及抗心磷脂抗体测定(尚未开展)。

(5)vWF 多聚体分析。

(6)凝血因子抑制物定性试验。

(7)如凝血因子抑制物定性试验 6 阳性,做相关因子抑制物定量试验(目前只开展了Ⅷ、Ⅸ抑制物定量试验)。

(8)排除肝素污染。

2.PT 延长,APTT、Fbg 及血小板正常提示外源性凝血途径成分异常

(1)凝血因子抑制素定性试验。

(2)凝血因子Ⅶ活性测定。

(3)如凝血因子Ⅶ促凝活性(FⅦ:C)降低,测 FⅦ抑制物定量试验。

(4)排除肝素污染。

3.PT、APTT 均延长,Fbg 及血小板正常提示共同途径异常或者多种因子异常

(1)凝血因子Ⅱ、Ⅴ、Ⅹ活性测定。

(2)凝血因子Ⅶ、Ⅷ、Ⅸ、Ⅺ、Ⅻ活性测定。

(3)凝血因子抑制物定性试验。

(4)如凝血因子抑制物定性试验 3 阳性,做凝血因子抑制物定量试验。

(5)排除肝素污染。

4.Fbg 水平异常

Fbg 质量或者数量异常

(1)Fbg 免疫比浊法测定抗原水平。

(2)确定为遗传性 Fbg 异常后行 Fbg 基因突变检测(尚未开展)。

5.TT 延长,Fbg 正常

(1)排除肝素污染。

(2)鱼精蛋白纠正 TT 试验。

6.筛查指标均无异常

(1)第Ⅻ因子定性试验。

(2)血小板黏附及聚集试验。

四、其他检查

(一)常规

血、尿、便常规。

(二)生化

肝肾功能、电解质六项、心肌酶谱、血清铁四项。

(三)免疫

抗核抗体＋CIC、免疫球蛋白定量＋风湿三项、ENA 抗体谱、肝炎全项。

(四)流式

淋巴细胞亚群。

(五)其他

心电图、X 线胸片、腹部 B 超。

五、凝血因子缺乏诊断(图 3-6～图 3-8)

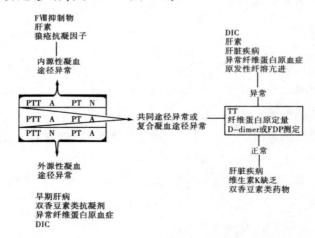

图 3-6　血管性血友病及血小板功能性疾病诊断流程

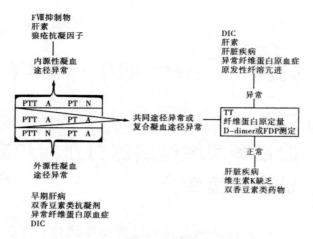

图 3-7　遗传性凝血因子缺乏诊断流程

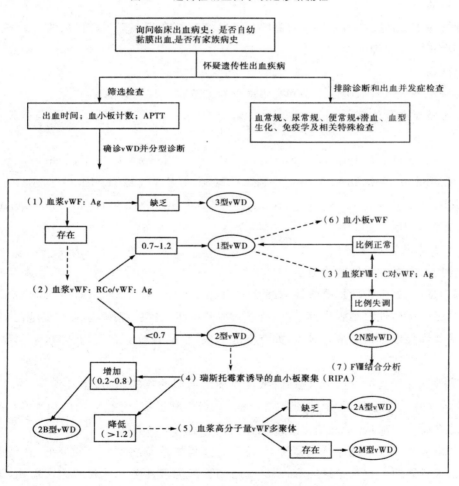

图 3-8　单纯 APTT 延长伴出血症状患者诊断流程

第四章 骨髓增生性疾病

第一节 慢性嗜酸性粒细胞白血病和高嗜酸性粒细胞综合征

一、慢性嗜酸性粒细胞白血病和高嗜酸性粒细胞综合征诊断

（一）目的

确立慢性嗜酸性粒细胞白血病和高嗜酸性粒细胞综合征一般诊疗的标准操作规程，确保患者诊疗的正确性和规范性。

（二）范围

适用慢性嗜酸性粒细胞白血病和高嗜酸性粒细胞综合征病人的诊疗。

（三）诊断要点及依据

1.诊断依据

根据《World Health Organization Classification of Tumors, Pathology and Genetic of Tumors of Haematopoietic and Lymphoid Tissue.》(2008)及 World Health Organization-defined eosino-philic disorders: 2012 update on diagnosis, risk stratification, and management, Am J Hematol.2012,87(9):903-914。

2.诊断要点及鉴别诊断

(1)外周血嗜酸性粒细胞绝对值持续≥$1.5×10^9$/L 达 6 个月以上，分类计数以成熟嗜酸性粒细胞为主，可见少量幼稚嗜酸性粒细胞，原始粒细胞比例<20%。

(2)骨髓中嗜酸性粒细胞比例增高，有各阶段幼稚嗜酸性粒细胞，原始粒细胞比例<20%。

(3)嗜酸性粒细胞常有形态异常，如有空泡形成、嗜酸颗粒分布不均、伴嗜碱颗粒、核分叶过多等。

(4)除外一切伴有继发性、反应性嗜酸性粒细胞增多的疾病[如过敏性疾病、寄生虫病、传染性疾病、Loeffler 病和胶原病、T 细胞淋巴瘤、霍奇金淋巴瘤、慢性粒细胞白血病、inv(16)/t(16;16)急性髓系白血病、骨髓增生异常综合征和骨髓增生性肿瘤]。

(5)如果有克隆性染色体核型异常、其他单克隆嗜酸性粒细胞增生的证据、外周血原始粒细胞>2%或骨髓原始粒细胞>5%而<20%时则诊断为慢性嗜酸性粒细胞白血病，不另做分类；如有 PDGFRα、PDGFRβ 或 FGFR1 基因重排则分别诊断为有 PDGFRα、PDCFRβ 或 FGFR1 基因异常的伴嗜酸性粒细胞增多的髓系肿瘤；否则诊断为高嗜酸性粒细胞增多症(IHES)(图 4-1)。

(四)诊断规程

1.采集病史

(1)现病史:应包括患者症状(发热、乏力、疲劳、体重减轻、肌肉疼痛,是否存在组织器官受累,如心血管系统、呼吸系统、消化系统、泌尿系统、中枢神经及周围神经系统)初始时间、严重程度以及相关治疗情况。

(2)既往史、个人史:应包括是否有哮喘、鼻炎、过敏史、传染性疾病、寄生虫病、肿瘤病史以及肿瘤家族史;询问其他重要脏器疾病史、药物应用史。

(3)体检:应包括皮肤(红斑丘疹、出血性皮疹、皮肤或皮下结节)情况,肝脾淋巴结肿大情况,有无感染病灶等。

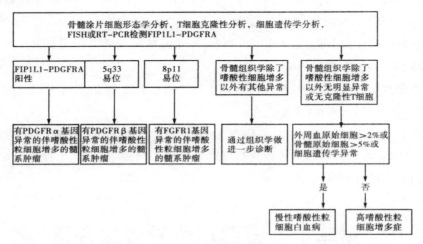

图4-1　慢性嗜酸性粒细胞白血病和高嗜酸性粒细胞增多症的诊断及鉴别诊断

2.入院检查

(1)必要检查:①常规:血常规、血型、尿常规、便常规+潜血,便盐水漂浮法查寄生虫虫卵;②骨髓:骨髓涂片细胞学分析;骨髓组织切片病理检查(石蜡包埋,必要时进行骨髓病理免疫组织化学染色);染色体核型和 FISH 检测 PDGFRα、PDGFRβ 和 FGFR1 基因;分子生物学,包括 FIPIL1-PDGFRα,TCR/IgH/IgK 重排;髓外浸润(如皮下结节),包括病理活检和免疫组织化学染色;③生化:肝肾功能、空腹血糖;电解质(钾、钠、氯、钙、镁、磷);乳酸脱氢酶及同工酶;心肌酶谱;④免疫学:免疫球蛋白定量(IgE)。

(2)需要检查:①骨髓:流式细胞术免疫表型分型(怀疑白血病伴嗜酸性粒细胞增多时);流式细胞术分析 TCR Vβ 各亚家族表达谱;②分子生物学:MYH11/CBFβ、AML1-ETO、BCR/ABLP210、BCR/ABL P190(怀疑白血病伴嗜酸性粒细胞增多时);外周血淋巴细胞亚群;叶酸+维生素 B_{12};③免疫学:ANA、抗 ENA、ANCA;HIV 抗体、乙肝病毒感染血清标志物、丙肝抗体、甲肝抗体。

(3)可选检查:细胞因子检测;肿瘤标志物检测;凝血功能检测(必要时);心电图、心脏彩超、胸部 CT、肝脾 B 超;过敏源检测。

二、治疗方案的选择

(1)嗜酸性粒细胞计数＞$100×10^9$/L 者,应考虑用白细胞单采术。

(2)FIPILl-PDGFRα、PDGFRβ 重排阳性患者首选格列卫治疗,起始剂量为 100mg/d,若效果不佳可增量至 400mg/d,直至临床、血液学、分子生物学缓解后可改为维持治疗。

(3)FIPILl-PDGFRα、PDGFRβ 或 FGFR1 阴性患者首选糖皮质激素治疗,泼尼松 1mg/(kg·d)口服,缓解后剂量逐渐减少,2～3 个月内减至半量,进一步减少到能控制疾病的最小剂量。

(4)细胞毒性药物:糖皮质激素不能控制或所需剂量过大时可加用羟基脲治疗 1～2g/d 至白细胞计数＜$10×10^9$/L 后,小剂量维持(每日或隔日 0.5g)。嗜酸性粒细胞计数＞$100×10^9$/L,可选用长春新碱、依托泊苷、6-硫鸟嘌呤、CTX 等。

(5)干扰素(IFN)和环孢素:对糖皮质激素、羟基脲反应差可以应用 IFNα-2b $3×10^6$U/d,皮下注射,隔日。环孢素剂量 4mg/(kg·d)。

(6)造血干细胞移植:CEOL 在药物不能控制病情进展的患者,年龄小于 50 岁,有合适供体且一般情况允许时,可考虑 HSCT。

(7)并发症处理:HES 常合并心脏病变,50％患者有二尖瓣或三尖瓣膜受损,可行瓣膜修补或瓣膜置换术。心脏外科治疗可改善心脏受累者的心功能,延长其生存期。如有其他脏器受损临床表现,应进行相应处理。

第二节　骨髓增生异常综合征

一、骨髓增生异常综合征诊断

(一)目的

确立骨髓增生异常综合征(myelodysplastic syndrome,MDS)一般诊疗的标准操作规程,确保患者诊疗的正确性和规范性。

(二)范围

适用全血细胞减少患者的诊断和 MDS 患者的治疗。

(三)诊断要点及依据

1.诊断依据

(1)《World Health Organization Classification of Tumors. Pathology and Genetic of Tumors ofHaematopoietic and Lymphoid Tissue》.(2008)

(2)《NCCN Clinical Practice Cuidelines in Oncology-MDS》(2012)

(3)《骨髓增生异常综合征诊断和治疗专家共识》,中华血液学杂志,2012,33(4):347-352.

(4)《铁过载诊断与治疗的中国专家共识》.中华血液学杂志,2011,32(8):572-574.

2.诊断要点

"MDS 最低诊断标准（表 4-1）"及"MDS 的 WHO 分型（2008）（表 4-2）"

3.鉴别诊断

MDS 的诊断需与以下疾病相鉴别，并能排除这些疾患：营养缺乏性疾患（缺乏维生素 B_{12}、叶酸、维生素 B_6 等），先天性红细胞生成异常性贫血（CDA），骨髓增殖性肿瘤，原发性血小板减少性紫癜，阵发性睡眠性血红蛋白尿，其他溶血性疾患，某些恶性肿瘤，骨髓转移瘤，某些感染，某些结缔组织病等。

（四）诊断规程

1.采集病史

（1）现病史：患者发病的时间、症状（贫血、出血、感染以及其他症状）、体征，初始时间，相关治疗情况［药物名称、剂量、用药持续时间、疗效（血常规及骨髓的变化情况）］；输血史［血制品种类（红细胞或血小板）、输血频率（以月为单位）、每次输血剂量、输血持续时间、输血总量］。

（2）既往史：应包括是否有肿瘤病史以及肿瘤家族史；其他重要脏器疾病史。

（3）个人史：是否有毒物、放射线接触史，烟酒史；是否有偏食。

（4）体检：贫血、出血等相关体征，肝脾淋巴结肿大情况，有无感染等。

2.入院检查

（1）初诊时必要检查：①常规：血常规＋网织红细胞、尿常规、便常规＋潜血、血型（ABO 血型＋Rh 血型）；②骨髓：骨髓涂片细胞学分析（应计数 500 个有核细胞，并具体描述形态异常及比例）；骨髓组织切片病理检查（嗜银染色），必要时进行骨髓病理免疫组织化学染色；N-ALP、有核红细胞 PAS、铁染色、巨核细胞酶标染色；③细胞遗传学：染色体核型分析（需检测 20～25 个骨髓细胞的中期分裂象，染色体检查失败时行 FISH 检测，至少包括 Sq31、CEP7、7q31、CEP8、20q、CEPY 和 p53 等）；④骨髓单个核细胞流式细胞术免疫表型分析；造血干、祖细胞培养（包括 CFU-GM、CFU-E、BFU-E、CFU-Mix）；⑤生化：肝肾功能、空腹血糖；乳酸脱氢酶及同工酶；⑥心肌酶谱：电解质（钾、钠、氯、钙、镁、磷）；血清铁、未饱和铁、总铁结合力、铁饱和度；叶酸、维生素 B_{12}、血清铁蛋白、促红细胞生成素；⑦免疫学：人免疫缺陷病毒抗体检测；梅毒螺旋体抗体检测；甲肝抗体、丙肝抗体、乙肝病毒感染血清标志物。

（2）需要检查：①骨髓：分子生物学：JAK2/V617F、IgH 和 TCR 基因重排；②免疫学：免疫球蛋白定量；抗核抗体、ENA 抗体谱；肿瘤标志物检测；甲状腺功能检测；淋巴细胞亚群（必要时行大颗粒淋巴细胞检测）；③溶血检查：血浆游离血红蛋白（FHb）、血浆结合珠蛋白（HP）、酸化血清溶血试验（Ham 试验）、Cooms 试验；GPI 锚蛋白检测：红细胞 CD55、CD59 检测，中性粒细胞 FLAER 检测；HLA-DR15 检测。

（3）可选检查：①细胞因子：TNF-α、TGF-β、IFN-γ；②凝血功能检测（必要时）；③其他：心电图、X 线胸片/胸部 CT、腹部 B 超［消化系统、泌尿系统、心脏彩超（必要时）、妇科 B 超（女性）］；④细菌、真菌培养＋药敏实验：入院时常规送鼻、咽、肛周拭子培养，痰培养，痰涂片（革兰染色）及感染部位分泌物培养；住院中体温＞38.5℃，持续 2 小时以上，非感染原因难以解释时送可疑感染部位分泌物培养；中性粒细胞减少，体温升高或伴畏寒、寒战，抽血培养。

(4)复查(免疫抑制等治疗 3 月后):①常规:血常规＋网织红细胞、尿常规(必要时)、便常规＋潜血(必要时);②骨髓:骨髓涂片细胞学分析(应计数 500 个有核细胞,并具体描述形态异常及比例);骨髓组织切片病理检查(＋嗜银染色),必要时进行骨髓病理免疫组织化学染色;③N-ALP、有核红细胞 PAS、铁染色、巨核细胞酶标;④细胞遗传学:染色体核型分析(需检测 20～25 个骨髓细胞的中期分裂象,染色体检查失败时行 FISH 检测,至少包括 Sq31、CEP7、7q31、CEP8、20q、CEPY 和 p53 等);⑤造血干、祖细胞培养(骨髓)(包括 CFU-GM、CFU-E、BFU-E、CFU-Mix);⑥生化:肝肾功能、空腹血糖;乳酸脱氢酶及同工酶;心肌酶谱;血清铁、未饱和铁、总铁结合力、铁饱和度;⑦叶酸、维生素 B12、血清铁蛋白、促红细胞生成素;⑧环孢素血药浓度:谷值(服药前,Co)、峰值(服药 2 小时,C2);⑨免疫学:人免疫缺陷病毒抗体检测(必要时);梅毒螺旋体抗体检测(必要时);甲肝抗体、乙肝病毒感染血清标志物、丙肝抗体(必要时);细胞因子:TNF-α、TCF-β、IFN-γ;淋巴细胞亚群。

(6)复查(化疗后):①诱导治疗期:疗程结束第一天及疗程结束后 7～10d,复查骨髓分类;②缓解后治疗期:每次化疗前行骨髓涂片细胞学分析(应计数 500 个有核细胞,并具体描述形态异常及比例);若有初诊时染色体核型异常,复查至正常;若增生低下,必要时行骨髓组织切片病理检查(＋嗜银染色)。

(7)复发后:①骨髓涂片细胞学分析(应计数 500 个有核细胞,并具体描述形态异常及比例);②若增生低下,必要时行骨髓组织切片病理检查(＋嗜银染色);③细胞遗传学:染色体核型分析(需检测 20～25 个骨髓细胞的中期分裂象,染色体检查失败时行 FISH 检测,至少包括 5q31、CEP7、7q31、CEP8、20q、CEPY 和 p53 等);④流式细胞仪免疫表型分析。

3.IPSS 积分标准及危度划分(表 4-3)

表 4-1　MDS 最低诊断标准

(A)必备条件(下面两个条件必须同时具备,缺一不可)
①下列细胞系别中一系或多系持续性减少(≥6 个月)
红细胞(Hb<110g/L);中性粒细胞(ANC<1.5×10^9/L);巨核细胞系(PLT<100×10^9/L)
②排除可以成为血细胞减少/发育异常原发原因的所有其他造血组织或非造血组织疾病
(B)确定条件
①骨髓涂片中红细胞系、中性粒细胞系或巨核细胞系任何一系细胞中至少 10% 有发育异常表现,或环状铁粒幼 红细胞>15%
②骨髓涂片中原始细胞占到 5%～19%
③典型的染色体异常(常规核型分析法或 FISH)
(C)辅助条件(指符合"A"而不符合"B"的患者,而且表现其他方面的典型临床特征,如输血依赖性大细胞贫血)
①流式细胞术检测骨髓细胞表型,明确显示有单克隆红系和(或)髓系细胞祖群
②HUMARA 分析、基因芯片谱型或基因点突变分析(如 RAS 突变)有单克隆细胞祖群的明确分子征象
③CFU 检测骨髓和(或)循环中祖细胞集落(±集丛)形成显著而持久性减少

表 4-2　2008 年 MDS 的 WHO 分型

WHO 类型	外周血	骨髓
难治性血细胞减少伴 1 系发育异常（RCUD）	1 系或两系减少	1 系发育异常，达 10% 以上
	原始细胞<1%	原始细胞<5%
		环形铁粒幼红细胞<15%
难治性贫血（RA） 难治性中性粒细胞减少（RN） 难治性血小板减少（RT）		
RAS	原始细胞<1%	原始细胞<5%，环形铁粒幼红细胞>15%
难治性血细胞减少伴多系发育异常（RCMD）	血细胞减少	2～3 系发育异常，达 10% 以上
	原始细胞<1%	原始细胞<5%
	无 Auer 小体	无 Auer 小体
	单核细胞绝对值$<1\times10^9$/L	环形铁粒幼红细胞$\geqslant$15%
RAEB-1	血细胞减少	1 系或多系发育异常
	原始细胞<5%	原始细胞 5%～9%
	无 Auer 小体	无 Auer 小体
	单核细胞绝对值$<1\times10^9$/L	
RAEB-2	血细胞减少	1 系或多系发育异常
	原始细胞 5%～19%	原始细胞 10%～19%
	或幼稚粒细胞出现 Auer 小体	或幼稚粒细胞出现 Auer 小体
	单核细胞绝对值$<1\times10^9$/L	
MDS-U	血细胞减少	1 系或多系发育异常，但不足 10%
	原始细胞<1%	原始细胞<5%
孤立 5q$^-$ 的 MDS	贫血	少分叶巨核细胞正常或增多
	血小板正常或增高	原始细胞<5%
	原始细胞<1%	孤立 5q$^-$
		幼稚粒细胞无 Auer 小体

二、治疗方案的选择

MDS 治疗主要解决两大问题：骨髓衰竭及并发症、AML 转化。低危组患者一般不推荐化疗及造血干细胞移植，但年轻低危组患者能耐受高强度治疗，有望产生更好的效果风险比和无进展生存及总生存率。

表 4-3　IPSS 积分标准及危度划分

预后参数	积分				
	0	0.5	1.0	1.5	2.0
骨髓原始细胞(%)	<5	$5\sim10$	$-11\sim20$	$21\sim30$	
染色体核型	良好	中间	不良		
外周血细胞减少	$0\sim1$ 系	$2\sim3$ 系			

高危组 MDS 患者预后较差,易转化为 AML,需要高强度治疗,包括化疗和造血干细胞移植。高强度治疗有较高的治疗相关并发症和病死率,不适合所有患者。

1.支持治疗

包括输血、EPO、G-CSF 或 CM-CSF。为大多数高龄 MDS、低危 MDS 患者所采用。支持治疗的主要目的是改善症状、预防感染出血和提高生活质量。

(1)输血:除 MDS 自身疾病原因导致贫血以外,其他多种因素可加重贫血,如营养不良、出血、溶血和感染等。在改善贫血中,这些因素均应得到处理。一般在 Hb<60 g/L,或伴有明显贫血症状时输注红细胞。老年、代偿反应能力受限、需氧量增加,可放宽输注。

(2)去铁治疗:接受输血治疗,特别是红细胞输注依赖的 MDS 患者的铁超负荷若未采取治疗或治疗不当,可导致总生存期缩短。

血清铁蛋白(SF)测定能间接反映机体铁负荷,但 SF 水平波动较大,易受感染、炎症、肿瘤、肝病及酗酒等影响。对于红细胞输注依赖患者,应每年监测 $3\sim4$ 次 SF。接受去铁治疗的患者,应依所选药物的使用指南进行铁负荷监测,并定期评价受累器官功能。去铁治疗可以降低 SF 水平及肝脏和心脏中铁含量,疗效与药物使用时间、剂量、患者耐受性及同时的输血量有关。SF 降至 500 g/L 以下且患者不再需要输血时可终止去铁治疗,若去铁治疗不再是患者的最大收益点时也可终止去铁治疗。常用药物有去铁胺、去铁酮、地拉罗司。

(3)血小板输注:建议存在血小板消耗危险因素者[感染、出血、使用抗生素或抗人胸腺细胞球蛋白(ATG)等]输注点为血小板计数 20×10^9/L,而病情稳定者输注点为血小板计数 10×10^9/L。

(4)促中性粒细胞治疗:中性粒细胞缺乏患者,可给予 C-CSF 和(或)GM-CSF,以使中性粒细胞$>1.0\times10^9$/L。不推荐 MDS 患者常规使用抗生素预防感染治疗。

(5)促红细胞生成治疗:EPO 是低危 MDS、输血依赖者主要的初始治疗,加用 G-CSF 可以增加红系反应,持续 6 周。对无反应者,可加量应用 EPO,继续治疗 6 周。对治疗有反应者,一旦取得最大疗效,逐渐减少 G-CSF、EPO 剂量,直至用最小的剂量维持原疗效。

2.免疫抑制治疗(IST)

ATG 单药或联合环孢素(CsA)进行 IST 选择以下患者可能有效:≤60 岁的低危或中危 I 患者,或者骨髓增生低下,HLA-DR15 或伴有小的 PNH 克隆。不推荐原始细胞$>5\%$,伴染色体-7 或者复杂核型者使用 IST。CsA $3\sim5$mg/(kg·d),分两次服用,间隔 12h,根据 CsA 血浆药物浓度调整用量,使 CsA 浓度 CO 值在 $100\sim200~\mu g/ml$,C2 值在 $400\sim600\mu g/ml$,必要时可间隔 8h 用药。

3.免疫调节治疗

常用的免疫调节药物包括沙利度胺(Thalidomide)和来那度胺(Lenalido-rrude)等。

沙利度胺治疗患者后血液学改善以红系为主,疗效持久,但中性粒细胞和血小板改善罕见。尚未能证实剂量与反应率间的关系,长期应用耐受性差。

来那度胺是 5q 综合征患者的首选治疗,推荐剂量为 10 mg/d,共 21 天/月。

4.表观遗传学修饰治疗

5-阿扎胞苷(Azacitidine,AZA)和 5-阿扎-2-脱氧胞苷(Decitabine,地西他滨)可降低细胞内 DNA 总体甲基化程度,并引发基因表达改变。两种药物低剂量时有去甲基化作用,高剂量时有细胞毒作用。AZA 和地西他滨在 MDS 治疗中的具体剂量方案仍在优化中。高危 MDS 患者是应用去甲基化药物的适宜对象;低危并发严重血细胞减少和(或)输血依赖患者也是去甲基化药物治疗的适宜对象。疗程增加可提高 AZA 或地西他滨治疗的有效率。

(1)AZA:MDS 中高危患者应用 AZA $75~mg/m^2$,皮下注射或静脉输注共 7d,28 d 为 1 个疗程为目前推荐方案。AZA 可明显改善患者生活质量,减少输血需求,明显延迟高危 MDS 患者向 AML 转化或死亡的时间。即使患者未达完全缓解,AZA 也能改善生存。在毒性能耐受及外周血常规提示病情无进展的前提下,AZA 治疗 6 个疗程无改善者,换用其他药物。

(2)地西他滨:地西他滨推荐方案为 $20~mg/(m^2 \cdot d)$,静脉输注,共 5d,4 周为 1 个疗程。多数患者在第 2 个疗程结束起效,并且在同一时间点达到最佳效果。通常足量应用地西他滨 $3\sim4$ 个疗程无效再考虑终止治疗。

5.细胞毒性化疗

适用于不适合接受造血干细胞移植的 IPSS 中危 Ⅱ 或高危患者。高危组尤其是原始细胞增高亚型的 MDS 患者,预后相对较差,开始宜行类同于 AML 的治疗,完全缓解率为 $40\%\sim60\%$,但是缓解时间较短。高龄患者常难以耐受。<65 岁、核型正常者化疗后 5 年总生存率约 27%。

(1)治疗方案

1)IA 方案:去甲氧柔红霉素(IDA)9 $mg/(m^2 \cdot d)\times3d$

阿糖胞苷(Ara-C)$100\sim200mg/(m^2 \cdot d)\times7d$

2)HAG 方案:高三尖杉酯碱(HHT)2mg/d,第 $1\sim8$ 天

阿糖胞苷(Ara-C)$10mg/m^2$ 一次,每 12 小时一次,皮下注射,第 $1\sim14$ 天

G-CSF $300\mu g/(m^2 \cdot d)$,第 $1\sim14$ 天(依据白细胞水平调整)

3)CAG 方案:阿柔比星 $7mg/(m^2 \cdot d)$,第 $1\sim8$ 天

阿糖胞苷(Ara-C)$10mg/m^2$ · 次,每 12 小时一次,皮下注射,第 $1\sim14$ 天

G-CSF $300\mu g/(m^2 \cdot d)$,第 $1\sim14$(依据白细胞水平调整)

4)马法兰:2mg,po,qd,持续服用。

(2)治疗后监测:所有治疗患者在治疗结束当天、第 7～10 天以及 21 天左右行骨髓形态学监测,患者可根据骨髓增生程度、原始细胞比例以及患者身体状况调整治疗方案。

(3)治疗有效患者的后续治疗及治疗失败患者的挽救治疗:尚无共识方案,根据患者一般状况、治疗意愿等决定。

6.造血干细胞移植

异基因造血干细胞移植(aUo-HSCT)可能治愈 MDS,但随年龄增加移植相关并发症也有所增加。适应证为:①IPSS 系统中的中危Ⅱ及高危 MDS 患者,IPSS 高危染色体核型患者;②严重输血依赖,且有明确克隆证据的低危组患者,应该在器官功能受损前进行 allo-HSCT。

7.化疗前准备

(1)发热患者的化疗前准备:发热患者建议立即进行病原微生物培养并使用抗生素,有明确脏器感染患者应根据感染部位及病原微生物培养结果选用相应抗生素,同时治疗用药的选择应综合患者病情及抗菌药物特点制定。详情参见血液科患者的抗生素使用原则。

(2)Hb<80g/L,PLT<20×10^9/L 或有活动性出血,分别输浓缩红细胞和单采血小板,若存在弥散性血管内凝血(DIC)倾向则 PLT<50×10^9/L 即应输注单采血小板。有心功能不全者可放宽输血指征。

(3)化疗开始于诊断明确后,且患者及家属签署以下同意书:病重或病危通知书、化疗知情同意书、输血知情同意书、骨穿同意书、腰穿同意书、静脉插管同意书(有条件时)。

8.化疗中及化疗后治疗

(1)感染防治:参见第一章第七节血液科抗生素使用原则。

(2)脏器功能损伤的相应防治:镇吐、保肝、水化、碱化、防治尿酸肾病(别嘌呤醇)、抑酸剂等。

(3)成分输血:Hb<80g/L,PLT<20×10^9/L 或有活动性出血,分别输浓缩红细胞和单采血小板,若存在 DIC 倾向则 PLT<50×10^9/L 即应输注血小板。有心功能不全者可放宽输血指征。

(4)造血生长因子:化疗后中性粒细胞绝对值(ANC)≤1.0×10^9/L,可使用粒细胞集落刺激因子(G-CSF)5μg/(kg·d)。

9.国际工作组(IWG)的 MDS 治疗反应标准(2006)

(表 4-4)。

表 4-4　国际工作组(IWG)的 MDS 治疗反应标准(2006)

类别	疗效标准(疗效必须维持≥4 周)
完全缓解	骨髓:原始细胞≤5%且所有细胞系成熟正常
	应注明持续存在的病态造血(发育异常)
	外周血:
	血红蛋白:≥110g/L
	中性粒细胞:≥1.0×10^9/L

类别	疗效标准（疗效必须维持≥4周）
	血小板：≥$100×10^9$/L
	原始细胞0％
部分缓解	外周血绝对值必须持续至少2个月
	其他条件均达到完全缓解标准（凡治疗前有异常者），但骨髓原始细胞仅较治疗前减少≥50％，但仍>5％
	不考虑细胞增生程度和形态学
骨髓完全缓解	骨髓：原始细胞≤5％且较治疗前减少≥50％
	外周血：如果达到血液学改善（HI），应同时注明
疾病稳定	未达到部分缓解的最低标准但至少8周以上无疾病进展证据
治疗失败	治疗期间死亡或病情进展，表现为血细胞减少加重、骨髓原始细胞百分比增高或较治
	疗前发展为更进展的FAB亚型
完全缓解或部分缓解后复发	至少有下列1项：
	骨髓原始细胞比例回升至治疗前水平
	粒细胞或血小板数较达最佳疗效时下降50％或以上
	血红蛋白下降≥15g/L或依赖输血
细胞遗传学反应	完全缓解：染色体异常消失且无新发异常
	部分缓解：染色体异常减少≥50％
疾病进展	原始细胞<5％者：原始细胞增加≥50％达到5％
	原始细胞5％～10％者：原始细胞增加≥50％达到10％
	原始细胞10％～20％者：原始细胞增加≥50％达到20％
	原始细胞20％～30％者：原始细胞增加≥50％达到30％
	下列任何一项：
	粒细胞或血小板数较最佳缓解/疗效时下降≥50％
	血红蛋白下降≥20g/L
	依赖输血
生存	结束时点：
	总体生存：任何原因死亡
	无变故生存：治疗失败或任何原因死亡
	无进展生存：病情进展或死于MDS
	无病生存：至复发时为止

类别	疗效标准(疗效必须维持≥4周)
	特殊原因死亡:MDS相关死亡
血液学改善	疗效标准(疗效必须维持≥8周)
红系反应	血红蛋白升高≥15g/L
(治疗前<110g/L)	红细胞输注减少,与治疗前比较,每8周输注量至少减少4个单位。仅治疗前血红蛋白≤90g/L且需红细胞输注者才纳入红细胞输注疗效评估
血小板反应	治疗前血小板计数>20×10⁹/L者,净增值≥30×10⁹/L
(治疗前<100×10⁹/L)	或从<20×10⁹/L增高至>20×10⁹/L且至少增高100%
中性粒细胞反应	增高100%以上和绝对值增高>0.5×10⁹/L
(治疗前<1.0×10⁹/L)	
血液学改善后进展或复发	有下列至少1项:
	粒细胞或血小板数较最佳疗效时下降≥50%;
	血红蛋白下降≥15g/L
	依赖输血

三、治疗路径图
1.低危、中危ⅠMDS(图4-2)

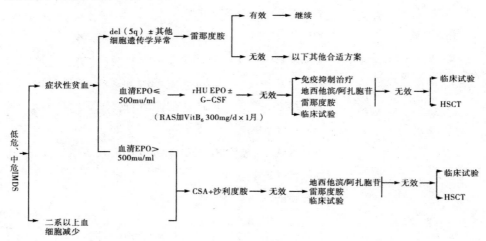

图4-2　低危、中危ⅠMDS治疗路径

2.中危Ⅱ、高危MDS(图 4-3)

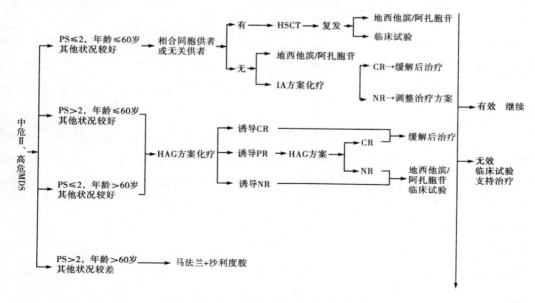

图 4-3 中危Ⅱ、高危 MDS 治疗路径

第三节 原发性骨髓纤维化

一、原发性骨髓纤维化诊断

(一)目的

确立原发性骨髓纤维化(primary myelofibrosis,PMF)一般诊疗的标准操作规程,确保患者诊疗的正确性和规范性。

(二)范围

适用原发性骨髓纤维化患者的诊疗。

(三)诊断要点及依据

1.诊断依据

根据《World Health Organization Classification of Tumors.Pathology and Genetic ofTumors of Haematopoietic and Lymphoid Tissue.》(2008)及《Guideline for the diagnosis and manage-ment of myelofibrosis》Br J Haematol.2012,158(4):453-471。

2.诊断要点及鉴别诊断

见表 4-5。

表 4-5　原发性骨髓纤维化诊断标准(WHO 2008)

诊断需符合全部主要依据及两条次要依据

主要依据：

(1)有巨核细胞增生和异型巨核细胞,常伴有网状纤维或胶原纤维增生,如缺乏显著的网状纤维增多,巨核细胞改变需伴有粒系增殖且常有红系早阶段细胞减少为特征的骨髓高增殖性表现(如 prefibrotic cellular-phasedisease)

(2)不符合 WHO 诊断标准关于 PV、BCR/ABL(-)CML、MDS(粒红系无病态造血)或其他髓系肿瘤的诊断

(3)证实有 JAK2 V617F 或者其他克隆性标志(如 MPL W515K/L),如缺乏克隆性标志,需除外可导致继发性骨纤的原发疾病如感染,自身免疫性疾病,慢性炎性反应,多毛细胞白血病或其他淋系肿瘤,恶性转移瘤,慢性/毒性脊髓炎等

次要依据：

(1)骨髓病性贫血(幼红、幼粒血象)

(2)乳酸脱氢酶水平升高

(3)贫血

(4)可触及的脾脏增大

(四)诊断规程

1.采集病历

(1)现病史:应包括患者症状(尤其注意乏力、盗汗、体重下降、腹部肿块、腹痛、食欲减退、骨痛、发热等)、初始时间、严重程度以及相关治疗情况。

(2)既往史个人史:应包括有无慢性心肺疾病、肾脏疾病以及高血压、肿瘤家族史;有无血栓、出血病史;询问其他重要脏器疾病史。

(3)体检:贫血相关体征,有无淋巴结肿大及肝脾肿大情况。

2.入院检查

(1)必要检查:①常规:血常规、尿常规、便常规＋潜血;②骨髓:骨髓涂片细胞学分析;骨髓组织切片病理检查(嗜银染色),必要时进行骨髓病理免疫组织化学染色;N-ALP、PAS、巨核细胞酶标;细胞遗传学分析(染色体核型);分子生物学,包括 JAK2 V617F 突变、BCR/ABL(P210,P190)融合基因;造血干祖细胞培养;③生化:肝肾功能、空腹血糖;电解质(钾、钠、氯、钙、镁、磷);乳酸脱氢酶及同工酶;心肌酶谱;血清铁、未饱和铁、总铁结合力、铁饱和度;乙肝病毒感染血清标志物、丙肝抗体、甲肝抗体。

(2)需要检查:免疫学。免疫球蛋白定量;淋巴细胞亚群;转铁蛋白及受体;ENA 抗体谱、ANA;叶酸、维生素 B.;血清铁蛋白、促红细胞生成素(EPO)。

(3)可选检查:骨髓分子生物学,包括 JAK2 exon 12、MPL W515L/K;凝血功能检测,蛋白 C,蛋白 S;细胞因子检测;肿瘤标志物检测;其他,包括心电图、X 线胸片/胸部 CT、肝脾 B 超、心脏超声心动图。

二、预后分组

1.国际预后积分系统(intemational prognostic scoring system,IPSS)

和动态国际预后积分系统(dynamic international prognostic scoring system,DIPSS)(表4-6)。

表 4-6　国际预后积分系统(IPSS)和动态国际预后积分系统(DIPSS)

预后因素	IPSS 积分	DIPSS 积分
年龄＞65 岁	1	1
体质性症状	1	1
血红蛋白＜100g/L	1	2
白细胞＞25×10⁹/L	1	1
外周血原始细胞≥1%	1	1

(2)针对中国人改良的 DIPSS(Modified DIPSS)(表 4-7)。

表 4-7　针对中国人改良的 DIPSS(Modified DIPSS)

预后因素	Modified DIPSS 积分
DIPSS 低危	0
中危- I	1
中危- II	2
高危	3
无可触及的脾肿大	1
血小板计数≤100×10⁹/L	1

三、治疗方案的选择

(一)治疗目标

(1)改善生活质量。

(2)缓解相关症状,减低向白血病转化的风险。

(二)治疗方案

1.脾肿大和髓外造血治疗

(1)脾肿大的药物治疗:①一线药物:羟基脲(无血细胞减少时);沙利度胺和泼尼松龙(有血细胞减少时),可选择来那度胺(贫血伴血小板计数＞100×10⁹/L);②二线药物:可选择JAK 抑制剂。

(2)脾切除指征:①药物不能控制的症状性脾肿大;②药物治疗无效的贫血;③症状性的门静脉高压(如:腹水、出血性血管曲张);④有恶病质的严重分解代谢症状。

(3)术前准备:①评估心脏、肝脏、肾脏及代谢功能;②纠正凝血异常;③术前及术后严密监测血小板计数;④不建议腹腔镜脾切除术;⑤不建议脾动脉栓塞;⑥恰当的青霉素预防感染。

(4)脾切除术后骨髓增殖的治疗:降血细胞治疗(羟基脲),克拉屈滨可用于部分患者。

(5)放射疗法

指征:①血小板$>50×10^9/L$,不适合外科手术的症状性脾肿大患者,治疗后可能需要血小板输注;②重要器官出现髓外造血;③严重骨痛。

2.贫血的治疗

(1)血制品输注:症状性贫血的原发性骨髓纤维化患者,推荐红细胞输注;在原发性骨髓纤维化患者中,去铁治疗不作为常规推荐。

(2)促红细胞生成素:伴有贫血的 PMF 患者,且较低的红细胞生成素水平($<125U/L$),可考虑用重组红细胞生成素治疗。在相对轻度贫血的患者中,可能更有效。

重组人红细胞生成素开始剂量为 10 000U/次,每周 3 次(或促红细胞生成刺激蛋白 $150\mu g$/周),1~2 月后仍无效的患者,剂量加倍至 20 000U/次,每周 3 次(或促红细胞生成刺激蛋白 $300\mu g$/周)。如果 3~4 个月仍无效,应停止治疗。

(3)雄激素类:达那唑是有输血依赖的性贫血的骨髓纤维化患者的治疗选择。它能提高患者的血红蛋白浓度。

推荐开始剂量是 200mg/d,根据耐受性和患者体重逐步增加剂量(体重$<80kg$的患者,最大剂量为 600 mg/d;体重$>80kg$的患者,最大剂量为 800 mg/d)。

患者至少应治疗 6 个月,有效的患者在减低至最低维持剂量前应用 400 mg/d 继续治疗 6 个月。

肝功能检测在开始时至少每月监测一次,每 6~12 个月推荐肝脏超声检查,以排除肝脏恶性肿瘤。

男性患者在治疗前和治疗期间应筛查前列腺肿瘤。

3.体质性症状的治疗

PMF 患者体质性症状的治疗是有争议的,目前无证据表明常规药物对这些症状有效。有明显症状的患者通常在不良预后组,可考虑 JAK 抑制剂试验性治疗。

4.骨髓抑制剂治疗

(1)羟基脲是用于控制骨髓纤维化的增殖过度表现的一线治疗选择。

(2)阿那格雷应慎重用于明确诊断骨髓纤维化的患者。

(3)干扰素-α 在 PMF 患者中仅被用于有明显增殖特征的早期病例中。

(4)在 PMF 患者中,常规的大剂量干扰素一仅作为起始剂量是难以耐受的,因而应避免使用大剂量。推荐开始剂量为 150 万 U/次,每周 3 次,如果可以耐受可增加值 1500 万 U/周。如果使用聚乙二醇干扰素,推荐使用 α2a。

5.骨髓移植

(1)自体干细胞移植(auto-SCT):自体干细胞移植用于 PMF 的治疗是罕见的,仅见于早期的试验性研究中。随后的报道证实该方法缺少有意义的治疗效果。因此,自体干细胞移植不推荐用于 PMF 的治疗。

（2）异基因造血干细胞移植（allo-HSCT）：合适的移植患者被定义为该患者状况被确信足以耐受可控的并发症的过程，并且有 HLA 匹配的同胞供者或无关供者：①年龄<45 岁，IPSS 分组为中危Ⅱ或高危组的合适的移植患者，尤其有输血依赖和（或）有不良细胞遗传学异常的患者，应考虑行骨髓根除性 allo-HSCT；②IPSS 分组为中危Ⅱ或高危组的合适的移植患者，尤其有输血依赖和（或）有不良细胞遗传学异常的患者，伴有 HSCT 合并症指数≥3，或年龄超过 45 岁，应考虑行减低强度预处理的 allo-HSCT；③患者应在接受 20U 红细胞输注前行移植；④口服白消安的使用应根据血浆浓度水平进行目标剂量调整，或者在血浆浓度水平的指导下应用静脉白消安；⑤没有确切证据表明移植前需要行脾切除术。一些证据表明手术的发病率和死亡率不利于移植，并可能增加移植后的复发风险；⑥JAK2V617F 突变的患者，在移植后通过定量聚合酶链反应（Q-PCR）监测，没有达到分子生物学缓解或缓解后复发，即使没有 GVHD 亦可考虑供者淋巴细胞输注，移植后 Q-PCR 对其他突变的作用仍不清楚；⑦虽然应用白消安、氟达拉滨和抗淋巴细胞球蛋白已经取得较好的结果，但目前无确切的证据支持使用特殊的骨髓根除或减低强度的预处理方案，任何尝试都应该进行前瞻性临床研究，并且资料应向国际登记处进行报告。

6.PMF 急变期（PMF-BP）治疗

（1）PMF 急变预后不良，应考虑给予积极的支持治疗。

（2）对于不能进行 allo-HSCT 的患者，阿扎胞苷（75mg/d×7d，每 28 天一疗程）单药治疗可能能延长生存。

（3）治愈 PMF-BP 患者的方法首先应该进行成功的诱导化疗，使其回到慢性期，并立即行异基因干细胞移植。严格的移植患者选择是必要的，这些只能在少数患者中取得成功。

7.新药治疗的应用（JAK 抑制剂）

数个 JAK 抑制剂在不同的临床研究阶段，对脾肿大和疾病相关症状上都表现出疗效，3 期研究原始数据表明能改善生存。期待关于生存期和白血病转化的进一步资料。对于羟基脲治疗无效，并且不适合骨髓移植的患者，推荐 JAK 抑制剂试验性治疗。今后可能证实这类药物将被用于脾肿大和疾病相关症状的一线治疗。

四、疗效评价

参照国际骨髓纤维化研究和治疗工作组（IWG）制定的骨髓纤维化疗效标准（表 4-8）。

表 4-8　IWG 制定的骨髓纤维化疗效标准

1.完全缓解（CR）

（1）症状、体征（包括肝、脾肿大）完全消失

（2）周血 Hb≥110g/L，PLT≥100×10⁹/L，ANC≥1×10⁹/L，上述指标均不高于正常值上限

（3）未行脾切除术时，周血涂片分类正常包括无有核红细胞、原始细胞及幼稚髓细胞

（4）骨髓组织学缓解。定义为符合年龄校准的正常增生等级，原始细胞<5%，骨髓纤维化分级≤Ⅰ级

2.部分缓解（PR）符合 CR 中除骨髓组织学外全部标准。需重复骨髓活检进行评价

3.临床改善(CI)既不符合 CR/PR,又不符合 PD 标准(见下),而满足以下条件之一,并持续 8 周以上

(1)Hb≥20g/L,或脱离输血(治疗前 Hb<100g/L 者)

(2)脾缩小 50%以上(治疗前脾肋下≥10cm 者),或脾不能扪及(治疗前脾肋下>5cm 者)

(3)PLT 上升≥100%(治疗前 PLT<50×10^9/L 者)及 PLT 绝对值≥50×10^9/L

(4)ANC 增加≥100qo(治疗前 ANC<1×10^9/L 者)及 ANC≥0.5×10^9/L

4.疾病进展(PD)符合以下条件之一:

(1)进行性脾肿大

(2)骨髓原始细胞>20%,可确定为白血病转化

(3)外周血原始细胞≥20%,并持续≥8 周

5.疾病稳定(SD)不符合上述任何一项

6.复发 CR、PR 或 CI 者不再满足上述相应标准,但从 CR 变为 PR 或 CR/PR 变为 CI 应有证据

7.补充说明

(1)CR 时不要求外周血涂片中异常形态的红细胞、血小板及中性粒细胞消失

(2)CR 者如治疗前存在细胞遗传学异常,治疗后未检出者,可确定为完全细胞遗传学反应。如较治疗前异常的中期分裂细胞减少了 50%及以上,为部分细胞遗传学反应。(至少应分析 20 个骨髓或周血的中期分裂细胞)治疗前有外周血粒细胞特异疾病相关分子突变者,治疗后如消失,可判定为主要分子学反应无细胞遗传学或分子生物学标志的病例,应监测内源性髓系集落形成是否被治疗诱导抑制

(3)治疗前后的骨髓病理切片应在同一时间染色,并在中心实验室阅片

(4)输血依赖定义:在过去一个月内,不伴有明显出血情况下,Hb<85g/L,至少输注 2 单位红细胞

(5)脾切除者,以肝肿大替代脾肿大,并用相同的标准进行检测

(6)恶化的血细胞减少不应作为疾病进展的正式标准。但如果 Hb 降低≥20g/L,输血增加一倍,以及新发的输血依赖,且三者分别在停止治疗后持续 3 个月以上,则考虑疾病进展。

第四节 红细胞增多症

一、红细胞增多症诊断

(一)目的

确立红细胞增多症一般诊疗的标准操作规程,确保患者诊疗的正确性和规范性。

(二)范围

适用真性红细胞增多症患者的诊疗。

(三)诊断要点与依据

1.诊断依据

(1)《World Health Organization Classification of Tumors. Pathology and Genetic of Tumors ofHaematopoietic and Lymphoid Tissue.》(2008)。

(2)《Response criteria for essential thrombocythemia and polycythemia vera: result of a EuropeanLeukemiaNet consensus conference》(Blood, 2009; 113: 4829-4833)。

(3)Philadelphia-negatlve classical myeloproliferative neoplasms: critical concepts and managementrecommendations from European LeukemiaNet J Clin Oncol. 2011; 29 (6): 761-770。

(4)《Molecular diagnosis of the myeloproliferative neoplasms: UK guidelines for the detection ofJAK2 V617F and other relevant mutations》[Br J Haematol. 2012 0ct; [Epub ahead of print)]。

2.诊断要点

(1)主要标准:①男性 Hb＞ 185g/L,女性 Hb＞165g/L,或其他红细胞容积增高的证据[血红蛋白或红细胞压积(HCT)大于按年龄、性别和居住海拔高度测定方法特异参考范围百分度的第 99 位];②有 JAK2V617F 突变或其他功能相似的突变如 JAK2 第 12 外显子突变。

(2)次要标准:①骨髓活检示按患者年龄来说为高度增生,三系增生(全髓造血)以红系、粒系和巨核细胞增生为主;②血清 EPO 水平低于正常参考值水平;③骨髓细胞体外培养有内源性红细胞集落形成。

符合 2 条主要标准和 1 条次要标准,或第 1 条主要标准和 2 条次要标准则可诊断真性红细胞增多症(PV)。

3.鉴别诊断

红细胞增多症的诊断必须排除继发性红细胞增多和相对性红细胞增多后方可诊断。同时要与其他骨髓增殖性疾病相鉴别。

(四)诊断规程(图 4-4)

1.采集病历

(1)现病史:应包括患者症状(头晕、头痛、乏力、肢体活动障碍及皮肤瘙痒等症状)、初始时间、严重程度以及相关治疗情况。

(2)既往史、个人史:应包括是否有脑栓塞、下肢血栓、视网膜静脉闭塞等病史,有无慢性心肺疾病、肾脏疾病以及高血压、肿瘤家族史;询问其他重要脏器疾病史;有无吸烟史,是否久居高原地区等。

(3)体检:应包括多血貌相关体征(面红、掌红、球结膜、口唇、口腔黏膜充血等),肝脾肿大情况。

2.入院检查

初诊时:

(1)必要检查:①常规:血常规、尿常规、便常规＋潜血;②骨髓:骨髓涂片细胞学分析;骨髓组织切片病理检查(＋嗜银染色);N-ALP、PAS、巨核细胞酶标;细胞遗传学分析(染色体核型);分子生物学,包括 JAK2 V617F 突变、BCR/ABL(P210,P190)融合基因;造血干祖细胞培养(tEPO)(BFU-E、CFU-E、CFU-GM、CFU-Mix);③生化:肝肾功能、空腹血糖;乙肝病毒感染血清标志物、丙肝抗体、甲肝抗体;电解质(钾、钠、氯、钙、镁、磷);乳酸脱氢酶及同工酶;心肌酶谱;促红细胞生成素(EPO);外周血造血干祖细胞培养(＋EPO)(BFU-E、CFU-E、CFU-GM、CFU-Mix)。

(2)需要检查:转铁蛋白及受体;血清铁、未饱和铁、总铁结合力、铁饱和度;维生素 B12、血清铁蛋白;动脉血气分析;凝血功能检测、血管性血友病因子(vWF)检测、蛋白 C、蛋白 S。

(3)可选检查:①骨髓分子生物学:JAK2 V617F 阴性疑诊 PV 患者行 JAK2 exon 12 检测;怀疑先天性、家族性红细胞增多时行以下项目检查:EPOR exon 8、PHD2 基因、HIF2α 基因和 VHL 基因突变分析;②血流变学检查;③其他:心电图、X 线胸片/胸部 CT、腹部 B 超、肺功能、心脏超声心动图,若出现中枢神经系统症状行头颅 CT 或 MRI 检查;④眼底检查。

二、治疗方案的选择

(一)预后分组

低危组:年龄＜60 岁无血栓病史。高危组:年龄≥60 岁和(或)有血栓病史。

(二)治疗目标

(1)避免初发或复发的血栓形成或出血合并症。

(2)尽量降低急性白血病及 PV 后骨髓纤维化的风险。

(3)控制全身症状(如血栓形成或出血)。

(三)治疗方案

1.小剂量阿司匹林

75～100mg/d,口服,但既往有出血病史或血小板＞1500×10⁹/L 者避免应用。

2.避免容易诱发血栓形成的危险因素

如吸烟、高血压、高胆固醇血症、肥胖等。

3.静脉放血治

疗开始阶段间隔 2～4d 放血 400～500ml,维持 HCT＜45％。

4.骨髓抑制药物治疗

适应证:①不能耐受静脉放血治疗或静脉放血治疗需求＞1 次/月;②出现血小板增多＞1000×10⁹/L;③出现全身性症状或进行性脾大。

5.治疗选择

见表 4-9。

(四)疗效评价

参照欧洲白血病协会真性红细胞增多症疗效评价标准(表 4-10),主要包括临床血液学、分子生物学以及骨髓组织学疗效三方面。其中骨髓组织学缓解标准包括按年龄校正后骨髓增生正常并且无网状纤维增生。

表 4-9 红细胞增多症治疗选择

危度分层	治疗方案
低危组,不伴血小板明显增多	小剂量阿司匹林+静脉放血
低危组,伴血小板明显增多(PLT>1000×10⁹/L)	小剂量阿司匹林(瑞斯托霉素活性>30%)+静脉放血
高危组	小剂量阿司匹林+静脉放血+羟基脲
高危组,羟基脲不耐受或无效	小剂量阿司匹林+静脉放血+α干扰素(<65岁)或白消安(≥65岁)

表 4-10 真性红细胞增多症疗效评价标准

疗效	临床血液学	分子生物学
完全缓解	无须放血治疗,HCT<45%且血小板<400×10⁹/L,且白细胞<10×10⁹/L,且脾脏大小正常,同时无疾病相关症状,如头痛、皮肤瘙痒、微血管病等	任何特异的分子生物学异常均无法检出
部分缓解	不符合完全缓解标准 无须放血治疗 HCT<45%,或符合其他标准中3项或以上	(1)治疗前突变等位基因负荷<50%者,经治疗后突变负荷较基线水平下降≥50% (2)治疗前突变负荷>50%者,经治疗后突变负荷较基线水平下降≥25%
未缓解	不符合部分缓解标准	不符合部分缓解标准

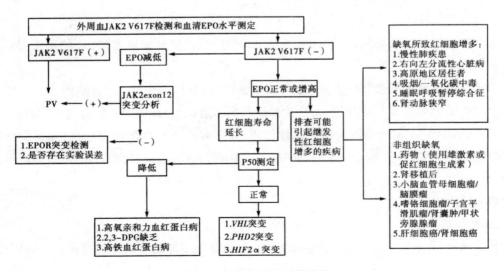

图 4-4 红细胞增多症的诊断

第五节　血小板增多症

一、血小板增多症诊断

(一)目的

确立血小板增多症一般诊疗的标准操作规程,确保患者诊疗的正确性和规范性。

(二)范围

适用于原发性血小板增多症患者的诊疗。

(三)诊断要点及依据

1.诊断依据

(1)《World Health Organization Classification of Tumors,Pathology and Genetic of Tumors ofHaematopoietic and Lymphoid Tissue.》(2008)。

(2)Response criteria for essential thrombocythemia and polycythemia vera:result of a EuropeanLeukemiaNet consensus conference.Blood,2009,113:4829-4833。

(3)Philadelphia-negative classical myeloproliferative neoplasms:critical concepts and managementrecommendations from European LeukemiaNet. J Clin Oncol. 2011,29(6): 761-770。

(4)Molecular diagnosis of the myeloproliferative neoplasms:UK guidelines for the detection of JAK2V617F and other relevant mutations(Br J Haematol.2012 Oct;[Epub ahead of print])。

2.诊断要点及鉴别诊断

诊断需符合以下四条标准:

(1)持续性血小板计数≥$450×10^9$/L。

(2)骨髓活检示巨核细胞高度增生,主要为大型的成熟巨核细胞数增多,粒系或红系无显著增生或左移。

(3)不能满足真性红细胞增多症、慢性粒细胞白血病(BCR/ABL 融合基因阴性)、原发性骨髓纤维化、骨髓增生异常综合征(无粒系和红系病态造血)或其他髓系肿瘤的 WHO 标准。

(4)有 JAK2V617F 突变或其他克隆性标志,或没有一个克隆性标志,无已知反应性血小板增多的证据(如铁缺乏,脾切除术后,外科手术,感染,炎症,结缔组织病,转移瘤,淋巴细胞增殖性疾病等)。

(四)诊断规程

1.采集病历

(1)现病史:应包括患者症状(手足麻木、发绀、肢体活动障碍及鼻出血等症状)、初始时间、严重程度以及相关治疗情况。

（2）既往史、个人史：应包括血栓和出血相关病史，如脑、下肢动静脉血栓等病史。

（3）体检：应包括出血和血栓形成后相关症状，如头痛、发绀、肢体感觉异常等，以及肝脾肿大情况。

2.入院检查

初诊时：

（1）必要检查：①常规：血常规、尿常规、便常规＋潜血；②骨髓：骨髓涂片细胞学分析；骨髓组织切片病理检查（＋嗜银染色）；N-ALP、PAS、巨核细胞酶标；细胞遗传学分析（染色体核型）；分子生物学，包括 JAK2 V617F 突变、BCR/ABL（P210，P190）融合基因；③生化：肝肾功能、空腹血糖；乙肝病毒感染血清标志物、丙肝抗体、甲肝抗体、HIV-Ab、TP-Ab；电解质（钾、钠、氯、钙、镁、磷）；乳酸脱氢酶及同工酶；心肌酶谱。

（2）需要检查：转铁蛋白及受体；血清铁、未饱和铁、总铁结合力、铁饱和度；叶酸、维生素 B_{12}、血清铁蛋白、促红细胞生成素（EPO）；凝血功能检测、血管性血友病因子（vWF）检测、血小板黏附、聚集试验、蛋白 C、蛋白 S。

（3）可选检查：ENA 抗体谱；免疫球蛋白定量；骨髓分子生物学，如 JAK2 V617F 阴性患者行 MPL W515L/K；其他，包括心电图、X 线胸片/胸部 CT、腹部 B 超，若出现中枢神经系统症状行头颅 CT 或 MRI 检查、眼底检查。

二、治疗方案的选择（表 4-11）

（一）预后分组

低危组：年龄＜60 岁，无血栓病史。高危组：年龄≥60 岁和（或）有血栓病史。

（二）治疗目标

（1）避免初发或复发的血栓形成或出血合并症。

（2）尽量降低急性白血病及 ET 后骨髓纤维化的风险。

（3）控制全身症状（如血栓形成或出血）。

表 4-11　血小板增多症治疗选择

危度分层	治疗方案
低危组，不伴血小板明显增多	小剂量阿司匹林
低危组，伴血小板明显增多（PLT＞$1000×10^9$/L）	小剂量阿司匹林（瑞斯托霉素活性＞30％）
高危组	小剂量阿司匹林＋羟基脲
高危组，羟基脲不耐受或无效	小剂量阿司匹林＋α 干扰素（＜65 岁）或白消安（≥65 岁）

（三）治疗方案

1.出血的治疗

在开始有关检查以前，输注正常血小板为最有效的治疗措施，血小板单采是降低血小板数的快速方法，但对那些致命性出血的患者疗效不佳。最有效的药物治疗是羟基脲，2～4g/d，用药 3~4d 后根据患者血小板计数、体重和年龄再调整剂量,一般减至 1g/d。

2.缺血/栓塞的治疗

应立即给予抗凝剂,首选阿司匹林 300mg/d,同时采用血小板单采迅速降低血小板数,亦可选用口服羟基脲。

3.小剂量阿司匹林

75~100mg/d,口服,但既往有出血病史者避免应用。

4.避免容易诱发血栓形成的危险因素

如吸烟、高血压、高胆固醇血症、肥胖等。

5.骨髓抑制药物治疗

一般认为血小板数超过 1000×10^9/L 是开始治疗的最好指征。

(1)羟基脲:一线药物,开始剂量每日 10~30mg/kg,此后根据血细胞计数(白细胞)调整用药剂量。

(2)重组 α-干扰素:300 万 U,隔日一次,皮下注射,可同时口服解热镇痛药防治寒战、发热或肌肉酸痛等流感样副作用。血小板接近正常后根据个体的治疗反应和耐受性调整剂量,可用较小剂量每周 3 次皮下注射维持多年。

(3)双溴丙哌嗪:开始剂量 0.5mg 4 次/天或 Img 2 次/天。注意停药后大多数病人血小板计数迅速上升。

6.治疗选择

(四)疗效评价

参照欧洲白血病协会原发性血小板增多症疗效评价标准(表 4-12),主要包括临床血液学、分子生物学以及骨髓组织学疗效三方面。其中骨髓组织学缓解标准包括按年龄校正后骨髓增生正常并且无网状纤维增生。

表 4-12 原发性血小板增多症疗效评价标准

疗效	临床血液学	分子生物学
完全缓解	血小板计数≤400×10^9/L	任何特异的分子生物学异常均已无法检出
	无疾病相关症状	
	无脾脏肿大	
	白细胞计数≤10×10^9/L	
部分缓解	不符合完全缓解标准	(1)治疗前突变等位基因负荷<50%者,经治疗后突变负荷较基线水平下降≥50%
	血小板计数≤400×10^9/L	
	或与治疗前相比下降>50%	(2)治疗前突变负荷>50%者,经治疗后突变负荷较基线水平下降≥25%
未缓解	不符合部分缓解标准	不符合部分缓解标准

第五章　其他白细胞疾病

第一节　白细胞减少症和粒细胞缺乏症

白细胞减少症(leukopenia)是由各种原因引起的外周血白细胞持续低于参考区间下限(成人$<4\times10^9$/L,10岁以上儿童$<4.5\times10^9$/L,10岁以下儿童$<5.0\times10^9$/L)的一组综合征。多数白细胞减少症是由于中性粒细胞减少所致。当成人外周血中性粒细胞绝对值$<2.0\times10^9$/L,10岁以上儿童$<1.8\times10^9$/L,10岁以下儿童$<1.5\times10^9$/L称为中性粒细胞减少症(granulocytopenia);如粒细胞显著减少,中性粒细胞绝对值$<0.5\times10^9$/L称为粒细胞缺乏症(agranulocytosis)。粒细胞缺乏症是粒细胞减少症发展到严重阶段的表现。中性粒细胞减少的程度常与感染的危险性明显相关,因此粒细胞缺乏症引起的感染更多见,也更严重。

白细胞减少症与粒细胞缺乏症的病因和发病机制基本相同。引起粒细胞减少的病因和发病机制主要是:①增殖或成熟障碍:多由化学药物、放射线、严重感染等引起;②破坏和消耗过多:在抗感染中粒细胞消耗或破坏过多、自身免疫性疾病和脾功能亢进等;③分布异常:边缘池粒细胞增多,循环池粒细胞减少,称为转移性或假性粒细胞减少,如过敏性休克、病毒血症等;④释放障碍:粒细胞不能从骨髓向血液释放,如惰性白细胞综合征(lazy Leukocytesyndrome)。

白细胞减少症起病缓慢,多无明显症状,常于检查时发现。有症状者多以头晕、乏力、疲倦、肢软、食欲减退常见,少数有低热及反复感染,如口腔炎、上呼吸道感染等。粒细胞缺乏症极易发生严重感染,起病急骤,畏寒高热、乏力伴有咽喉痛,上呼吸道以及泌尿系统严重感染,黏膜出现坏死性溃疡,细菌侵入血流引起败血症、脓毒血症,死亡率可高达25%。

1.实验室检查

(1)血象:白细胞减少症患者白细胞多为$(2.0\sim4.0)\times10^9$/L,伴不同程度的中性粒细胞减少;粒细胞缺乏症患者白细胞多在2.0×10^9/L以下,粒细胞明显减少,1%~2%或完全消失。淋巴细胞、单核细胞、浆细胞和嗜酸粒细胞轻度增加。中性粒细胞重度减少时,常见细胞核固缩、胞浆空泡、中性颗粒消失或增粗等表现。恢复期粒细胞升高,血片出现幼稚粒细胞。血小板、红细胞无明显改变。

(4)骨髓象:白细胞减少症可有成熟障碍和粒细胞毒性改变,但改变不明显。粒细胞缺乏症粒系明显受抑甚至完全消失,粒红比值显著下降。粒系多有成熟障碍,原粒及早幼粒细胞明显增多,其余各阶段均减少。成熟粒细胞常伴有空泡、中毒颗粒等,淋巴细胞、浆细胞、网状细胞可增多,红系、巨核系多正常。恢复期中幼粒以下各阶段细胞较成熟和成熟粒细胞相继出现。红细胞、血小板无明显变化。

（3）其他检验

1）粒细胞储备池检查注射或口服促释放剂（氢化可的松），检测外周血中性粒细胞的数量，反映骨髓粒细胞贮池大小及释放功能，用药后粒细胞上升提示骨髓储备功能良好；反之则骨髓储备功能低下。

2）粒细胞边缘池检测皮下注射 0.1％肾上腺素溶液 0.1ml，中性粒细胞从边缘池进入循环池。持续 20～30min，粒细胞上升值若大于$(1\sim1.5)\times10^9/L$，提示粒细胞分布异常，即边缘池增多，循环池减少，如无脾肿大，可考虑为"假性中性粒细胞减少"。

3）粒细胞破坏增加的检验血清溶菌酶活性及溶菌酶指数均升高，提示骨髓粒细胞破坏增加而代偿；溶菌酶活性下降、溶菌酶指数正常，提示单纯生成不良；溶菌酶活性正常或下降而溶菌酶指数增高，提示骨髓再生不良。

4）中性粒细胞特异性抗体测定反映粒细胞破坏增多是否为免疫性因素所致，分析白细胞减少的原因。

5）骨髓 CFU－GM 培养及粒细胞集落刺激活性测定鉴别是否有干细胞缺陷或体液因素异常。

6）DF^{32}P 标记中性粒细胞动力学测定测定各池细胞数、转换时间及粒细胞寿命，有助于粒细胞减少症病因和发病机制分析。

2.诊断与鉴别诊断

（1）诊断：根据其临床表现及血象检查结果即可诊断。

1）白细胞减少症：外周血白细胞成人$<4.0\times10^9/L$，10 岁以上儿童$<4.5\times10^9/L$，10 岁以下$<5.0\times10^9/L$；中性粒细胞减少症：外周血中性粒细胞绝对值成人$<2.0\times10^9/L$，10 岁以上儿童$<1.8\times10^9/L$，10 岁以下$<1.5\times10^9/L$。

2）粒细胞缺乏症：外周血中性粒细胞绝对值$<0.5\times10^9/L$，骨髓中粒细胞增生极度低下或成熟障碍。

（2）鉴别诊断

1）与低增生性粒细胞白血病鉴别：后者有贫血、发热或出血，常呈全血细胞减少，血片见或不见原始细胞。骨髓增生减低，但原始粒细胞$>30\%$，红系、巨核系严重受抑。

2）与再生障碍性贫血鉴别：后者多有出血、贫血，白细胞、血小板和网织红细胞明显减少。骨髓增生减低或极度减低，红系、粒系、巨核细胞系明显减少，但形态正常，以成熟细胞多见。

第二节　类白血病反应

类白血病反应（Leukemoid－reaction，LR）是指机体受某些疾病或外界因素刺激所产生的类似白血病的血象反应，简称类白反应。其主要特点是：①血象类似白血病，大多数白细胞显著增高,并伴有一定数量的幼稚细胞;②绝大多数病因明确,如严重感染、恶性肿瘤、中毒、大出血和溶血反应等;③常随原发病好转或消除,类白血病反应迅速自然恢复;④一般预后良好(恶性肿瘤所致除外)。

1.分型

按病情的急缓可分为急性和慢性两型。按外周血白细胞的多少可分为白细胞增多性和不增多性(见于结核、败血症和恶性肿瘤等)两型,以增多性类白血病反应多见。根据细胞类型分为 4 型。

(1)中性粒细胞型:此型最常见,见于各种感染、恶性肿瘤骨髓转移、有机磷农药或一氧化碳中毒、急性溶血或大出血、严重外伤及大面积烧伤等,其中以急性化脓性细菌感染最为常见。

(2)淋巴细胞型:常见于某些病毒感染,如传染性单核细胞增多症、水痘、麻疹等,也见于百日咳、粟粒性结核、先天性梅毒、猩红热及胃癌等。

(3)单核细胞型:见于粟粒型肺结核、亚急性细菌性心内膜炎、斑疹伤寒、细菌性痢疾、风湿病并发血管内皮细胞增多症等。

(4)嗜酸粒细胞型:常见于寄生虫病、药物过敏等,也见于霍奇金病、晚期癌症、结缔组织病等。

2.实验室检查

(1)血象:多数白细胞明显增高,不同类型的类白血病反应白细胞增高的程度不同,并伴相应的幼稚细胞出现。白细胞不增多性外周血中常出现较多的幼稚细胞。红细胞和血红蛋白无明显变化,血小板正常或增多。

1)中性粒细胞型:白细胞可达 $50 \times 10^9/L$ 以上,中性粒细胞明显增多并伴有核左移,除杆状核粒细胞增多外,还可出现晚幼或中幼粒细胞,甚至原始粒和早幼粒细胞,但一般不超过 10%。中性粒细胞胞浆出现中毒颗粒、空泡和核固缩等中毒改变。

2)淋巴细胞型:白细胞常为$(20 \sim 30) \times 10^9/L$,少数$> 50 \times 10^9/L$,分类成熟淋巴细胞$> 40\%$,并可见幼稚淋巴细胞和异型淋巴细胞,原始淋巴细胞增多不明显。

3)单核细胞型:白细胞$> 30 \times 10^9/L$,单核细胞$> 30\%$,偶见幼稚单核细胞。

4)嗜酸粒细胞型:白细胞$> 20 \times 10^9/L$,嗜酸粒细胞明显增多$> 20\%$,均为成熟型,无幼稚嗜酸粒细胞出现。

(2)骨髓象:增生活跃或明显活跃。除核左移及中毒性改变外,一般变化不大。少数原始和幼稚细胞增多,但无白血病细胞的形态异常;红系、巨核系细胞略有增多,但形态无明显异常。

(3)细胞化学染色:NAP 染色,其活性和积分均明显增高。

3.诊断与鉴别诊断

类白血病反应的诊断应综合以下因素考虑。

(1)有明确的病因,如严重感染、中毒、恶性肿瘤、大出血、急性溶血、过敏性休克、用药史等,原发病去除后血象变化随之消失。

(2)实验室检查

1)红细胞、血红蛋白、血小板大致正常。

2)白细胞可高达 $30×10^9$/L 以上,外周血出现幼稚细胞、中毒颗粒和空泡。

3)骨髓象除增生、核左移及中毒性改变外,一般变化不大。

4)NAP 活性、积分明显增高(粒细胞型),无染色体异常。

第三节　传染性单核细胞增多症

传染性单核细胞增多症(infectious mononucleosis,IM)是由 EB 病毒(EBV)急性感染引起的以单个核的淋巴细胞增生为主的传染病,简称传单。好发于儿童及青少年,病毒主要通过飞沫或经口密切接触传播,也可通过性传播,偶经血传播,但传染性低,其发病机制不甚明了。感染 EBV 经 1～2 周的潜伏期后发病,典型临床表现为不规则发热、咽峡炎(是本病的重要症状)、淋巴结肿大,亦可出现肝脾肿大,皮肤及黏膜出现丘疹、斑丘疹或充血,少数有呼吸系统、消化系统或神经系统的症状。病程 1～数周,多数在 2 个月内自愈。根据主要临床表现分为:咽峡型、发热型、淋巴结肿大型及其他(如肺炎型、肝炎型、胃肠型、皮疹型、脑炎型、腮腺炎型等)。

1.实验室检查

(1)血象:白细胞正常或增加,常达(10～30)×10^9/L,少数可减少。早期中性分叶核粒细胞增多,而后淋巴细胞增加,占 60%～97%。于疾病第 4～5d 出现异形淋巴细胞(又称"Downey"细胞),第 7～10d 达高峰,多数>10%,持续数周至数月。红细胞、血红蛋白和血小板一般正常。Downey 将异形淋巴细胞分为 3 型。

1)Ⅰ型(又称泡沫型或浆细胞型):胞体较淋巴细胞稍大,圆形、椭圆形或不规则形;核偏位,呈卵圆形、肾形或不规则形,染色质粗糙,呈粗网状或成堆排列;胞浆嗜碱性强,呈深蓝色,核周染色较淡,有大小不等的空泡或泡沫状,无或有少数颗粒。

2)Ⅱ型(又称不规则型或单核细胞型):胞体较Ⅰ型大,形态不规则;胞核呈圆形、椭圆形或不规则形,染色质较Ⅰ型细致,亦成网状;胞浆丰富,呈浅蓝色、透明,较不均匀,近胞膜边缘处染色较深且不整齐,无空泡,浆内可有少数散在的嗜天青颗粒。

3)Ⅲ型(又称幼稚型或幼淋巴样型):胞体与Ⅰ型相似,呈圆形或椭圆形;胞核圆形或卵圆形,染色质细致均匀、网状排列,无浓集现象,可见 1～2 个核仁;胞质丰富,蓝色或深蓝色,有分布较均匀的小空泡,多无颗粒。

(2)骨髓象:增生活跃,淋巴细胞增多或正常,可见异型淋巴细胞,但少于血象,原始淋巴细胞不增多,组织细胞可增多。

(3)血清学试验

1)嗜异性凝集试验(P-B试验):80%~90%患者血清中出现能凝集绵羊红细胞的嗜异性抗体,与绵羊和马的红细胞发生凝集,且不被豚鼠肾吸收,被牛红细胞吸收以区别于其他疾病及血清病的绵羊红细胞凝集素。患者于病后第1周血清嗜异性凝集试验的阳性率约为40%,绵羊红细胞凝集的滴度≥1:224(正常参考值<1:100),第2~3周凝集素滴度最高,阳性率达60%~80%,一般在体内保持2~5个月或更长时间。约10%的IM患者P-B试验始终阴性,尤以儿童多见。属于非特异性试验,但对本病有一定诊断价值。

2)EBV抗体检测:应用免疫荧光等技术检测EBV特异性抗体,尤其是抗病毒膜壳抗原(VCA)的IgM抗体(急性期增高)常阳性,是IM急性期的重要指标,但持续时间仅4~8周。VCA-IgG于临床症状开始出现即呈阳性,并持续终生。

(4)其他检验:部分可出现肝功能异常,蛋白尿、管型尿,黏液或脓血便,脑脊液蛋白和细胞增加等。

2.诊断与鉴别诊断

(1)诊断

1)患者有发热、咽峡炎、淋巴结肿大、肝脾肿大,10%~20%的患者有皮疹。

2)白细胞增多、正常或减少,淋巴细胞比例增高,异型淋巴细胞>10%。

3)嗜异性凝集试验阳性,且牛红细胞及豚鼠肾吸附试验也为阳性。

4)抗EBV的IgM抗体阳性。

5)排除由其他病毒、细菌、原虫或药物等引起的传染性单核细胞增多综合征。异型淋巴细胞增多并非传染性单核细胞增多症所特有,亦可见于其他病毒感染,如流行性出血热、传染性肝炎、流感、巨细胞病毒感染等;细菌感染如细菌性心内膜炎、伤寒、支原体肺炎、过敏症状等,称为传染性单核细胞增多综合征,其外周血也可出现少量的异型淋巴细胞,但嗜异性凝集试验一般阴性。

具备上述(1)中3种症状,(2)(3)(4)中任何二条,再加上(5),可诊断为传染性单核细胞增多症。

(2)鉴别诊断:本病需与其他病毒、细菌、原虫或药物等引起的传染性单核细胞增多综合征、传染性淋巴细胞增生症和急性淋巴细胞白血病鉴别。可用血片找异型淋巴细胞、嗜异性抗体吸附试验以及EBV抗体检测加以鉴别。

第四节 类脂质沉积病

类脂质沉积病(lipoid storage disease)是以类脂质代谢紊乱为主要特征的一组较罕见的常染色体隐性遗传性疾病。多数由溶酶体中参与类脂质代谢酶不同程度的缺乏导致类脂质不能分解,使其在肝、脾、淋巴结、骨髓及中枢神经等全身各组织沉积而引起各种疾病。临床有贫血,肝、脾、淋巴结肿大和中枢神经系统及视网膜病变等,预后不佳,死亡率较高。以儿童多见,少数至青春期或其后症状才明显。较常见的有戈谢病、尼曼-匹克病。

一、戈谢病

戈谢病(Gaucher disease,GD)又称葡萄糖脑苷脂病,是由于β－葡萄糖苷脂酶活性显著降低或缺乏,导致葡萄糖脑苷脂在单核－巨噬细胞内大量蓄积所致,可累及脾、肝、骨髓和淋巴结。临床分3型:①慢性型(Ⅰ型,成人型):最常见,起病隐袭,进展缓慢,在儿童或青年期发病。贫血,白细胞及血小板减少。脾和肝先后肿大,皮肤暴露处有棕黄色斑,双眼球结膜有楔形棕色斑,骨骼损害较广泛,伴骨与关节的疼痛,有骨质疏松或溶骨改变。早期最典型的异常为股骨下端杵状增宽呈"三角烧瓶样"。②急性型(Ⅱ型,婴儿型):多于1岁内发病,有贫血及肝、脾和淋巴结肿大,神经系统症状突出,如意识障碍、角弓反张、四肢强直、眼内斜、吞咽困难等,病情进展快,多在短期内死亡。③亚急性型(Ⅲ型,幼年型):临床表现界于Ⅰ、Ⅱ型之间。

1.实验室检查

(1)血象:多数轻度至中度正细胞性贫血,白细胞和血小板常减少,血涂片偶见戈谢细胞。

(2)骨髓象:骨髓增生活跃,分类基本正常。最突出表现是有一定数量的戈谢细胞(彩图66),达10%以上。戈谢细胞特征为:胞体巨大,直径20～80μm,呈圆形、多边形或纺锤形,散在或群集;细胞核1～2个,圆或椭圆形,较小偏位;染色质粗糙,粗网状或结构不清,核仁不明显;胞质丰富,淡蓝色,无空泡,含有许多与细胞长轴平行的粗暗条纹样结构,交织成网,似蜘蛛网或洋葱皮样,不透明,系葡萄糖脑苷脂。

(3)细胞化学染色:戈谢细胞的糖原、酸性磷酸酶及苏丹黑B染色阳性或强阳性,过氧化物酶和碱性磷酸酶染色阴性。

(4)其他检查:血浆、红细胞及肝活检标本中β－葡萄糖脑苷脂酶活性显著降低,淋巴结、脾、肝穿刺或印片镜检可见戈谢细胞。

(5)X射线检查:有骨质疏松或溶骨改变,股骨下端可见杵状增宽"三角烧瓶样"畸形。

2.诊断与鉴别诊断

(1)贫血伴有肝、脾肿大。

(2)骨髓涂片或肝、脾、淋巴结活检或印片中找到较多戈谢细胞可作出诊断。

(3)白细胞中β－葡萄糖脑苷脂酶活性显著降低对诊断有决定性意义。

(4)无条件检测酶活性者,应注意排除慢性粒细胞白血病、多发性骨髓瘤、珠蛋白生成障碍性贫血、先天性红细胞发育不良贫血或获得性免疫缺陷综合征等引起的假戈谢细胞疾病,这些疾病戈谢细胞数量少,且伴有其他相应病变细胞。

二、尼曼-匹克病

尼曼-匹克病(Niemann－Pick disease,NPD)又称神经鞘磷脂病,由于神经鞘磷脂酶活性降低,导致鞘磷脂和胆固醇不能水解而积聚于单核-巨噬细胞或其他组织细胞内。该病于1914年由Niemann首先报道,1922年由Pick详细描述了病理变化,为与戈谢病明确区分,故称之为尼曼-匹克病。临床表现为肝脾显著肿大、智力减退与恶病质三大特征,主要于婴儿期发病,出生后不久即逐渐起病,患儿消瘦、厌食、眼底黄斑区可见樱桃红斑,病情进展迅速,多于4岁前死亡。偶见于成年人,我国少见。

1.实验室检查

(1)血象:轻度至中度正细胞性贫血。白细胞及血小板正常,晚期减少。淋巴细胞及单核细胞内可有特征性空泡。

(2)骨髓象:骨髓增生活跃,细胞分类基本正常,可见较多的尼曼-匹克细胞。尼曼-匹克细胞特征为胞体较大,直径20~100μm,圆形、椭圆形或三角形;细胞核1~2个,圆形或椭圆形,较小偏位;胞质丰富,充满大小均匀的空泡,形似桑葚状脂肪滴,使胞质呈泡沫状,故又称"泡沫细胞"。

(3)细胞化学染色:PAS染色空泡中心为阴性,泡壁呈弱阳性,苏丹黑染色强阳性,Sudan Ⅲ染色阳性。酸性磷酸酶、碱性磷酸酶、过氧化物酶染色均阴性。

(4)其他检查:组织器官神经鞘磷脂酶活性明显降低,白细胞缺乏神经鞘磷酯酶。

2.诊断与鉴别诊断

(1)肝、脾肿大,伴有贫血。

(2)骨髓、肝、脾和淋巴结等组织中有成堆的泡沫细胞即可诊断。

(3)检测神经鞘磷脂酶的活性对诊断有决定性意义。

(4)与可发现泡沫细胞的疾病(慢粒、ITP、珠蛋白合成障碍性贫血)鉴别。

第五节 脾功能亢进

脾功能亢进(hyperspleenism,HP)简称脾亢,是由不同疾病引起的脾肿大和血细胞减少的一种综合征。该病临床特点为脾大,一种或多种血细胞减少所引起的贫血,出血或感染,骨髓造血细胞相应增生,脾切除后血象恢复,症状缓解。

脾亢分为原发性和继发性,前者原因不明,后者见于:①感染性疾病(细菌性心内膜炎、结核病、传染性单核细胞增多症、病毒性肝炎、血吸虫病、黑热病和疟疾等);②免疫性疾病(特发性血小板减少性紫癜、自身免疫性溶血性贫血、系统性红斑狼疮及结节病等);③淤血性疾病(心力衰竭、心包炎、肝硬化、门静脉或脾静脉血栓形成等);④血液系统疾病(遗传性球形细胞增多症、珠蛋白合成障碍性贫血、镰形细胞贫血、白血病、淋巴瘤、骨髓纤维化、类脂质沉积病及恶组等);⑤脾脏疾病(脾淋巴瘤、脾囊肿及脾血管瘤)等引起。故脾亢除脾肿大以及外周血细胞减少引起的贫血、感染和出血外,其他临床特征则随原发病而异。

脾亢的发病机制,目前主要有两种学说:①过分阻留吞噬学说:脾脏病理性肿大时,大量血细胞通过时被滞留、破坏;②体液学说:脾脏可产生某些体液因子,抑制或加速血细胞破坏,如免疫性疾病(IT、AIHA)产生病理性抗体。也可能与上述综合因素有关。

1.实验室检查

（1）血象：全血细胞减少，也可一系或两系血细胞减少。早期以白细胞和血小板减少为主，重度脾亢时三系明显减少。贫血多为正细胞正色素性或小细胞性，网织红细胞增高。白细胞减少以中性粒细胞减少为主，淋巴细胞和单核细胞相对增多，形态大致正常。脾亢早期血小板减少，切脾后剧增。

（2）骨髓象：骨髓增生活跃或明显活跃，各系细胞均增生，常有不同程度的成熟障碍，以粒细胞系及巨核细胞系的成熟障碍易见，但形态正常。

（3）其他检查

1）红细胞生存时间测定：用放射性核素 51 铬标记测定红细胞平均寿命，显示红细胞寿命明显缩短，可＜15d。

2）脾脏容积测定：将用 51 铬标记的红细胞经静脉注入体内，定时检测红细胞在血液循环中的清除率，同时检测脾脏中红细胞的阻留指数。不同脾肿大的患者，脾脏对红细胞阻留的能力不同。

2.诊断与鉴别诊断

（1）经查体、超声波或放射性同位素或 CT 等检查证实脾脏肿大。

（2）外周血细胞减少，红细胞、白细胞或血小板可有一种或多种同时减少。

（3）骨髓增生活跃或明显活跃，部分出现轻度成熟障碍。

（4）脾切除后外周血象接近或恢复正常。

（5）51 铬标记的红细胞或血小板注入体内，体表放射性测定，发现脾区体表放射性比率大于肝脏 2～3 倍，提示标记的血细胞在脾内过度破坏或滞留。

其中前 4 条对判断脾亢更具有诊断价值，但应注意与再障、恶性组织细胞增生症、阵发性睡眠性血红蛋白尿等鉴别。

第六节 原发性骨髓纤维化症

原发性骨髓纤维化症（idiopathic myelofibrosis，IMF）为病因不明的骨髓造血组织被纤维组织代替而影响造血功能所产生的病理状态，以骨髓巨核细胞和粒系细胞增生为主要特征，并伴有骨髓结缔组织反应性增生和髓外造血的一种骨髓增生性疾病。本病分原发性和继发性，前者病因尚未明了，后者有引起骨髓纤维化的明确疾病。多见于中老年人，起病缓慢，病程较长，早期无症状，典型的临床表现为骨髓病性贫血、发热、骨骼疼痛、脾大和出血等，其中巨脾为本病的特征，目前仍无满意的治疗方法。患者多死于感染、出血、心衰、脑血管意外和肾衰，或转化为白血病迅速死亡。

由于骨髓被大量纤维组织及聚集的血小板充填，形成坚硬的骨质，以致骨髓多次"干抽"或"增生低下"，因此骨髓纤维化症又称骨髓硬化症（myelosclerosis）。骨髓活检是本病的重要诊断依据，同时需排除引起继发性骨髓纤维化的其他疾病。

1.实验室检查

(1)血象:正细胞正色素性贫血,可出现少量中幼或晚幼红细胞,成熟红细胞大小不一,有畸形,常发现泪滴形红细胞,有辅助诊断价值。白细胞正常或中度增高,可见中幼及晚幼粒细胞,偶见原粒及早幼粒细胞。血小板早期增多,晚期减少,可见巨型血小板和巨核细胞碎片。外周血中出现幼红、幼粒细胞是本病的特征之一。

(2)骨髓象:早期增生活跃,以粒系和巨核细胞系为主,少数可见骨髓细胞灶性增生;晚期随纤维化加重,骨髓往往干抽或增生低下,干抽对本病有一定诊断意义。

(3)骨髓活检:是确诊本病的必要条件,可见不同程度的纤维化改变,脾、肝、淋巴结可见大量网状纤维组织增生,为诊断本病的依据。依据病理改变可分为3期:①早期(全血细胞增生期),造血细胞占70%,三系增多,网状细胞增生,网状纤维增厚;②中期(骨髓萎缩和纤维化期);造血细胞减少至30%,大量嗜银纤维和胶原纤维增生,呈束状排列或网状排列,窦腔隙见活动性造血灶;③晚期(骨髓纤维化和骨质硬化期),无造血细胞,骨小梁增生,髓腔变窄,造血功能丧失。

(4)其他:半数有染色体异常,以 del(13q)、del(20q)多见,预后较差。血小板功能缺陷,血清尿酸、LDH、ALP、维生素 B_{12} 增高。

2.诊断与鉴别诊断

(1)诊断:目前国内诊断 IMF 的标准如下。

1)脾明显肿大。

2)红细胞、白细胞和血小板增多或减少,外周血出现幼稚粒细胞和/或有核红细胞,有一定数量的泪滴状红细胞。

3)骨髓穿刺多次"干抽"或呈"增生低下"。

4)脾、肝、淋巴结病理活检显示造血灶。

5)骨髓活检显示纤维组织明显增生。

上述第5项为必备条件,再加其他任何2项,并能排除继发性 MF 及急性 MF 者,可诊断为慢性 MF。

2008年 WHO 规定诊断 IMF 的主要标准:①巨核细胞增生伴网硬蛋白和/或胶原纤维或无网硬蛋白纤维,但巨核改变伴随粒细胞增多、红细胞减少(如在纤维化前的细胞期);②不符合 WHO 定义的 CML、PV、MDS 或其他髓系肿瘤的标准;③存在 JAK2V617F 或其他克隆性标记(如 MPLW515 K/L)或不存在克隆性标记,也无反应性骨髓纤维化的依据。次要标准:①外周血出现幼红、幼粒细胞;②血清乳酸脱氢酶不断增加;③贫血;④脾肿大。满足3个主要标准和2个次要标准即可诊断。

(2)鉴别诊断:本病应与各种原因引起的脾大、再生障碍性贫血及继发性骨髓纤维化相鉴别,鉴别点主要依靠骨髓活检、血象和骨髓象中异常细胞及有无原发病等。

1)与慢性粒细胞白血病鉴别:后者白细胞明显升高,NAP 活性降低,Ph 染色体阳性,存在

bcr/abl 基因重排。骨髓活检及骨髓 X 射线检查有助于鉴别。

2)与继发性骨髓纤维化(PV、ET、骨转移癌、骨髓瘤)鉴别:①PV 和 ET 通常无畸形及泪滴状成熟红细胞,幼粒、幼红细胞少见,PV 在发生 MF 前有 RBC、HCT 升高,ET 以 PLT 升高为主要特征,常有血栓及出血表现;②骨转移癌和骨髓瘤在骨髓涂片可找到典型的癌细胞或骨髓瘤细胞,X 射线表现为癌肿引起的骨硬化,范围小且不对称,并有显著的溶骨性改变等。

第六章　造血干细胞移植

第一节　中性粒细胞缺乏伴发热患者抗感染防治规范

近年来,随着恶性血液病患者大剂量化疗的广泛开展,新的免疫抑制剂如氟达拉滨、抗胸腺球蛋白(ATG)、单克隆抗体 CD52、皮质激素等药物的广泛应用,中心静脉插管与肠胃外营养临床应用的全面普及,造血干细胞移植(HSCT)尤其是无关供者异基因 HSCT、亲缘 HLA 不全相合异基因 HSCT 及半倍体异基因 HSCT 治疗恶性血液病病例数逐年增多。中性粒细胞缺乏患者细菌、真菌、病毒等病原微生物感染发生率呈现逐年增加的趋势。凝固酶阴性葡萄球菌、金黄色葡萄球菌包括耐甲氧西林金黄色葡萄球菌(MRSA)、肠球菌包括耐万古霉素肠球菌(VRE)、链球菌、念珠菌、大肠埃希菌、肺炎克雷伯菌、铜绿假单胞菌、鲍曼不动杆菌、嗜麦芽窄食单胞菌等是恶性血液病患者化疗后中性粒细胞减少或缺乏期发生菌血症常见的病原菌,死亡率高达 20%～40%。侵袭性真菌感染、革兰阴性杆菌败血症、各种病原菌引起肺炎是引起中性粒细胞缺乏患者死亡的独立危险因素。

中性粒细胞缺乏的定义:中性粒细胞绝对计数(ANC)$<0.5\times10^9/$L 或 ANC$<1.0\times10^9/$L 但预计未来 48 小时会下降至 $0.5\times10^9/$L 以下;严重中性粒细胞缺乏:ANC$\leqslant0.1\times10^9/$L。发热的定义:不明原因出现单次口温>38.3℃ 或 38.0℃超过 1 小时。注意日常工作中所用的腋温较口温低 0.3～0.5℃。化疗引起中性粒细胞缺乏期间出现的发热可能是严重潜在性感染存在的唯一征象。根据患者中性粒细胞缺乏程度与持续时间及临床合并症等确定其感染的危险程度对于指导治疗具有重要意义。

一、中性粒细胞缺乏伴发热患者感染危险度评估

(一)重度感染风险评估

1.意义

中性粒细胞缺乏伴发热患者首先应接受发生严重感染并发症的风险评估,可为治疗选择提供参考,如经验性抗生素给药方式(口服或静脉注射)、治疗场所(住院或门诊)及抗生素使用疗程的选择等。应注意,无发热但有新发症状和体征提示存在感染的中性粒细胞缺乏患者,也应接受经验性抗菌治疗。

2.高危患者

符合以下一条标准即为高危患者,推荐住院给予经验性抗生素治疗。

(1)细胞毒性药物化疗后,预计严重中性粒细胞缺乏持续时间较长(>7 天)。

(2)出现以下任何一种合并症(但并不完全局限于此):血流动力学不稳定、口腔或胃肠道黏膜炎导致吞咽困难或严重腹泻、出现腹痛,恶心及呕吐或腹泻等胃肠道症状、新发神经系统症状或精神状态改变、血管内插管感染,尤其是捕管隧道感染、新发肺部浸润或发生低氧血症或具有潜在慢性肺脏疾病。

(3)肝功能受损(标准为血清转氨酶水平>5倍正常值)或肾功能不全(标准为肌酐清除率<30ml/min)。

3.低危患者

指细胞毒性药物化疗后,预计中性粒细胞缺乏期较短(≤7天),无并发症或并发症不明显。推荐给予口服经验性抗生素治疗。

4.其他

中性粒细胞缺乏伴发热患者感染危险度评估的替代方法可采用国际癌症支持治疗学会(MASCC)评分系统(表6-1):

(1)高危患者MASCC评分<21分,应首选住院接受经验性抗菌治疗。

(2)低危患者MASCC评分≥21分,可口服和(或)门诊经验性抗菌治疗。

表 6-1　国际癌症支持治疗学会(MASCC)感染风险评分系统

特征	积分
无症状或症状轻微的中性粒细胞缺乏发热	5
无低血压(收缩压>90mmHg)	5
无慢性阻塞性肺病	4
实体瘤或恶性血液病既往无真菌感染	4
无须要胃肠外补液的脱水	3
门诊状态	3
年龄<60 岁	2

(二)实验室检查及病原菌培养

开始经验性抗生素治疗的同时,应当进行以下检查:

(1)血常规+白细胞分类+血小板计数。

(2)血肌酐、尿素氮、电解质、肝功能转氨酶及总胆红素。

(3)至少同时采集两组血培养标本,其中有中心静脉置管的患者,一组血培养标本从中心静脉置管内采集,另一组从周围静脉采集;没有中心静脉置管的患者,两组血培养标本需从不同穿刺部位静脉采集。

(4)其他可疑感染部位病原菌培养。

(5)出现呼吸道症状体征的患者,进行胸部影像学检查。

二、中性粒细胞缺乏患者抗细菌感染防治规范

(一)初始经验性抗细菌治疗(图 6-1)

1.高危患者

(1)住院接受静脉抗生素治疗,治疗应该在发热开始后 2 小时内进行。推荐单药治疗,必须迅速覆盖会引起感染性休克、肺炎等严重并发症的常见阴性菌尤其是大肠埃希菌、肺炎克雷伯菌、铜绿假单胞菌等。起初给予具有抗假单胞菌活性的 β-内酰胺制剂单药治疗,如哌拉西林—他唑巴坦、头孢哌酮—舒巴坦、碳青霉烯类(亚胺培南—西司他丁或美罗培南)、头孢吡肟。医生选择何种药物治疗患者要充分考虑本医院及本病区细菌流行病学特点及药物敏感性。各种抗生素抗菌谱及应用注意事项(表 6-2)。β-内酰胺类药物单药治疗与 β-内酰胺类联合氨基糖苷类治疗相比较,二者患者的生存率类似,但前者不良事件及并发症较少。研究发现头孢他啶抗革兰阴性菌的能力较前降低,且对多种革兰阳性菌,例如链球菌的活性较差,故头孢他啶已不再是用于中性粒细胞缺乏发热患者治疗的可靠药物。中性粒细胞缺乏发热患者如果发生严重感染则以选用碳青霉烯类为宜,当患者出现严重并发症(如低血压、肺炎)或怀疑/确定出现单药治疗耐药时,碳青霉烯类药物还应同时联合其他抗生素,如氨基糖苷类、喹诺酮类和(或)万古霉素治疗。

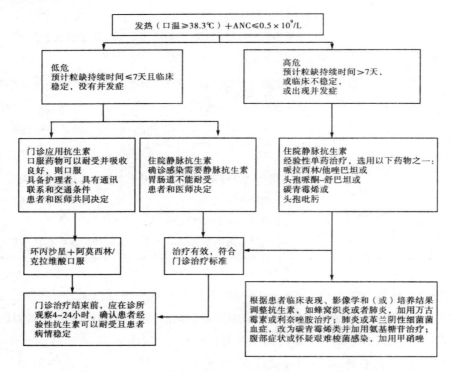

图 6-1　中性粒细胞缺乏伴发热患者初始经验性抗细菌治疗

表 6-2　各种用于中性粒细胞缺乏发热单药初始治疗的抗生素抗菌谱及应用注意事项

抗假单胞菌抗生素	剂量	抗菌谱	评价/注意事项
亚胺培南/西司他丁	500mg iv q6h	对大多数革兰阳性菌、革兰阴性菌和厌氧菌具有广谱活性；对严重 ESBL 肠杆菌属感染疗效好；某些中心耐碳青霉烯革兰阴性杆菌感染增加；对 MRSA 或 VRE 无活性	用于中性粒细胞缺乏发热经验性治疗（推荐级别1） 院内肺炎和腹腔内感染治疗有效；用于可疑腹腔内来源的感染；对可疑/证实的 CNS 感染，美罗培南优于亚胺培南；对 CNS 肿瘤或感染或肾功不全的患者，亚胺培南可降低癫痫发作阈值
美鸭培南	lg iv q8h（脑膜炎患者 2giv q8h）		
哌拉西林/他唑巴坦	4.5g iv q6 h	对大多数革兰阳性菌、革兰阴性菌和厌氧菌具有广谱活性对 MRSA 或 VRE 无活性	用于中性粒细胞缺乏发热经验性治疗（推荐级别1） 用于可疑腹内来源的感染 不推荐治疗脑膜炎 可导致半乳甘露聚糖假阳性
头孢吡肟	2g iv q8h	对大多数 C⁺ 和 C⁻ 菌具有广谱抗菌活性 对大多数厌氧菌、MRSA 和肠球菌无效	用于中性粒细胞缺乏发热经验性治疗（推荐级别1） 用于敏感菌所致的可疑/证实的 CNS 感染 在一些中心，对革兰阴性杆菌的耐药性增加
头孢他啶	2g iv q8h	C⁺菌活性相对较弱 有暴发性链球菌感染报道 对大多数厌氧菌、MRSA 和肠球菌无效	用于中性粒细胞缺乏发热经验性治疗（推荐级别 2B）；用于敏感菌所致的可疑/证实的 CNS 感染 对革兰阴性杆菌耐药性增加

（2）初始经验性抗细菌治疗不推荐使用万古霉素等抗革兰阳性需氧球菌药物。这是因为中性粒细胞缺乏伴发热患者菌血症最常见致病菌为凝固酶阴性葡萄球菌,相对毒力较弱,不会引起患者病情立即恶化,故无需立即使用万古霉素治疗;同时研究显示,一线治疗加用或不加用万古霉素,患者发热持续时间和死亡率无明显差异;并且万古霉素过度使用与 VRE 和 MRSA 感染发病率增加相关。因此,中性粒细胞缺乏发热的患者初始经验性抗细菌治疗一般不加用万古霉素等抗革兰阳性菌的药物。但值得注意的是金黄色葡萄球菌引起的败血症休克等严重感染明显多于凝固酶阴性葡萄球菌,而具有 MRSA 定植的中性粒细胞缺乏的发热患者,经验性使用万古霉素治疗的患者则明显受益;草绿色链球菌菌血症对 B-内酰胺制剂及氟

喹诺酮类耐药率高,容易导致感染性休克及成人呼吸窘迫综合征;采用喹诺酮类预防的患者发生胃肠道黏膜炎,中性粒细胞缺乏期发热采用头孢他啶经验性治疗是发生草绿色链球菌菌血症的重要危险因素,且10%～25%的草绿色链球菌对青霉素耐药,对氟喹诺酮类敏感性降低,早期使用万古霉素治疗可使这类患者死亡率降低;同样,耐青霉素肺炎链球菌及 VRE 定植也是中性粒细胞缺乏患者死亡的重要危险因素,早期使用万古霉素治疗宜受益。因此,在以下特定情况下中性粒细胞缺乏的发热患者初始经验性抗细菌治疗中应该使用万古霉素、替考拉宁或利奈唑胺治疗。如影像学证实的肺炎、血流动力学不稳定或严重脓毒血症、血培养证明存在革兰阳性菌感染,而最终鉴定结果和药敏结果尚未证实、怀疑严重导管相关感染(如经导管输液时患者出现畏寒或寒战及导管周围蜂窝织炎)、任何部位皮肤或软组织感染、患者发热前存在 MRSA、VRE 或耐青霉素肺炎球菌定植、患者发热前曾预防性应用喹喏酮类药物,发生严重黏膜炎而采用头孢他啶经验性治疗者。

(3)出现耐药菌株时(尤其是患者病情不稳定或血培养提示耐药菌株感染),应当调整原有治疗方案。这些耐药菌株包括 MRSA、VRE、产超广谱 β-内酰胺酶(ESBL)的革兰阴性细菌、产碳青霉烯酶的细菌(如肺炎克雷伯杆菌碳青霉烯酶,KPC)等。既往有耐药菌感染、耐药菌定植或就诊医院耐药菌发病率较高等是高危因素。①MRSA:及早加用万古霉素、利奈唑胺或达托霉素;②VRE:及早加用利奈唑胺或达托霉素;③ESBLs:及早给予碳青霉烯类药物(B-Ⅲ);④KPCs:及早给予多黏菌素或替加环素。

(4)多数对青霉素过敏的患者能够耐受头孢菌素类抗生素,但是发生过青霉素速发型超敏反应者(如荨麻疹、支气管痉挛),应当避免采用 β-内酰胺或碳青霉烯类药物治疗,可以采用环丙沙星＋克林霉素或氨曲南＋万古霉素联合治疗。

2.低危患者

最初可在一般诊所或医疗机构开始口服或静脉抗生素治疗,给予经验性剂量。如果病情发展到符合特定的临床标准时,可转至医院门诊或住院治疗。

(1)口服经验性治疗推荐使用环丙沙星联合阿莫西林-克拉维酸。其他口服治疗方案包括单用左氧氟沙星或环丙沙星,或环丙沙星联合克林霉素。

(2)接受喹诺酮类药物预防治疗的患者发生中性粒细胞缺乏发热不能再以喹诺酮类药物进行经验性治疗。

(3)持续发热或感染症状与体征恶化时,患者需再次入院或继续留院治疗(图 6-2,图 6-3)。

(二)初始经验性抗菌治疗的调整(图 6-2,图 6-3)

(1)初始经验性抗细菌治疗方案的调整应依据临床和微生物学数据进行。

(2)若治疗过程中患者的一般状态平稳,即使发热持续而病原菌不明,无明确感染灶,也极少需要更改经验性抗菌治疗的初治方案。但一旦感染原因明确,就应相应调整抗生素。

(3)对临床或微生物学确诊的感染须使用针对相应感染部位疗效确切,以及针对特定病菌敏感的抗生素。

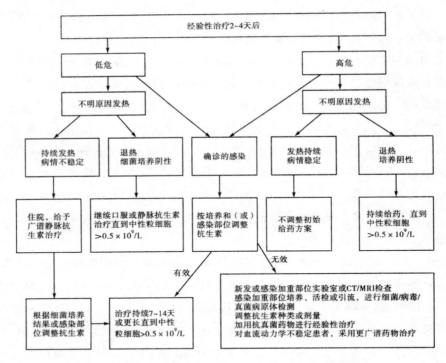

图 6-2 初始经验性抗菌治疗 2～4d 后抗菌药物的调整

(4)初始治疗若含有万古霉素等对革兰阳性细菌敏感的药物,如果给药 2 天后仍未找到革兰阳性细菌感染的证据或血液标本进行病原菌培养 48h,证实无革兰阳性细菌感染,则应停止使用。

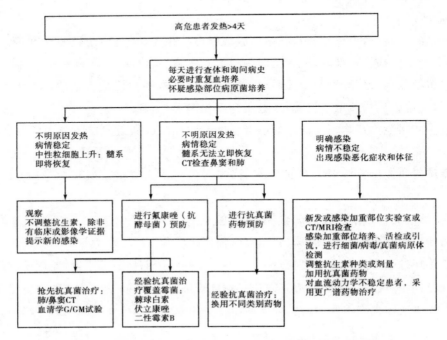

图 6-3 初始经验性抗细菌治疗 4h 后仍发热患者治疗的调整

(5)中性粒细胞缺乏发热患者经起始标准剂量抗生素经验性治疗后仍然存在血流动力学不稳定,应调整抗生素,拓宽抗菌谱以覆盖耐药革兰阴性细菌、革兰阳性细菌、厌氧菌和真菌。应将初始用头孢菌素改为碳青霉烯类药物(亚胺培南或美罗培南),同时立即加用氨基糖苷类、喹诺酮类或氨曲南和万古霉素治疗。

(6)低危患者经初始住院静脉或口服抗生素治疗后如病情稳定可以简化其治疗:①患者临床病情稳定且胃肠道吸收良好者可以将静脉制剂改为口服用药;②低危患者可以出院接受静脉或口服抗生素治疗,但应确保患者每天接受充分随访。如果持续发热或48h内再度发热的院外患者,推荐再次收住院,按照高危患者处理。

(7)高危患者经广谱抗生素治疗4～7d仍持续发热并且病原菌不明者,应该再次进行全面检查,包括血培养、GM及G试验、肺及鼻窦CT检查以寻找感染源。对于严重中性粒细胞缺乏患者中性粒细胞缺乏时间预计超过10d者给予经验性抗真菌治疗(图6-2,图6-3)。

(三)经验性抗细菌治疗疗程

(1)具有明确临床或微生物感染证据的患者,治疗持续时间由特定微生物和感染部位决定;至少应在中性粒细胞缺乏期(直到$ANC > 0.5 \times 10^9/L$)持续使用或根据临床需要使用更长时间。

(2)不明原因发热者,高危组推荐抗生素使用至骨髓造血恢复,传统的终点是$ANC > 0.5 \times 10^9/L$,而低危组患者可以转换为口服抗生素治疗。

(3)当患者已经完成恰当的治疗过程,且明确的感染症状和体征已经消失,但仍处于中性粒细胞缺乏期时,可考虑重新给予口服氟喹诺酮预防直到骨髓造血恢复。

(四)确诊感染的治疗

(1)革兰阴性菌血流感染一旦明确,应尽快采用β-内酰胺或碳青霉烯类药物联合氨基糖苷类或氟喹诺酮治疗,以拓宽抗菌谱,覆盖多药耐药病原菌。

(2)肺炎诊断一旦明确,应尽快采用β-内酰胺或碳青霉烯类药物联合氨基糖苷类或抗假单胞菌的氟喹诺酮治疗,对于严重的肺炎病例,出现低氧血症或广泛性浸润者,怀疑MRSA感染,有必要添加万古霉素或利奈唑胺治疗。

(五)预防性抗细菌治疗

(1)高危患者($ANC \leq 0.1 \times 10^9/L$且持续时间 > 7天)应采用氟喹诺酮预防。一般认为左氧氟沙星和环丙沙星预防效果大体相当,左氧氟沙星在高危口腔黏膜炎相关的草绿色链球菌感染中作用较好。应监测氟喹诺酮耐药的革兰阴性菌感染的发生。

(2)不推荐在氟喹诺酮预防治疗的基础上添加革兰阳性活性药物。

(3)对于低危患者不推荐预防性抗生素治疗。

三、中性粒细胞缺乏患者抗真菌防治规范

(一)治疗

1.高危患者

高危患者经广谱抗生素治疗4～7d仍持续发热,或者起初有效但4～7d后再次发热且预

计中性粒细胞缺乏持续时间＞10d,应考虑经验性抗真菌治疗和进行有关侵袭性真菌感染的检查。经验性抗真菌治疗可选卡泊芬净、脂质体两性霉素 B、伏立康唑、伊曲康唑等药物。医生应根据本病区或医院侵袭性真菌感染的流行病学特点,选用对本病区或医院常见真菌敏感的广谱抗真菌药物;氟康唑由于抗菌谱较窄,除非本病区以白色念珠菌感染为主,否则不适合于中性粒细胞缺乏发热患者经验性抗真菌治疗。对于已经接受抗真菌药物预防治疗的患者,采用何种药物进行经验性抗真菌治疗尚无统一意见,一般考虑选择不同类别抗真菌药物静脉给药。经验性抗真菌治疗应注意早期、广谱、足量(尤其应该注意负荷剂量的给予)、足疗程,同时也要注意药物之间的相互作用。进行经验性抗真菌治疗的同时应积极寻找侵袭性真菌感染的证据。对于经广谱抗生素治疗 4~7d 仍然发热的中性粒细胞缺乏患者,如果胸部以及鼻窦 CT 检查无侵袭性真菌感染征象,血清学检查 GM 试验、革兰试验均阴性,没有身体任何部位存在侵袭性真菌(如念珠菌属或曲霉菌属)感染证据且病情稳定,也可以暂缓经验性抗真菌药物治疗。接受经验性抗真菌治疗的患者如果体温恢复正常、中性粒细胞恢复、一般状态良好且没有找到侵袭性真菌感染的证据则可以停止经验性抗真菌治疗。

2.高危中性粒细胞缺乏患者

作为经验性抗真菌治疗的替代,也可以考虑抢先抗真菌治疗。中性粒细胞缺乏的发热患者,如果患者 CT 显示肺部大结节,尤其是出现晕轮征者,侵袭性曲霉菌感染的可能性较大。此外,出现肺部结节样病变或新月征、鼻窦炎、血清或肺泡灌洗液 GM 试验阳性或经广谱抗生素治疗 4~7 天患者仍然发热,CT 检查出现上述病变或 GM 试验阳性,高度怀疑曲霉菌感染,可以选用伏立康唑、脂质体两性霉素 B、卡泊芬净、伊曲康唑治疗;而 CT 显示肺部出现逆向晕轮征的患者,高度怀疑毛霉菌感染,则需选用脂质体两性霉素 B 或泊沙康唑治疗:中枢神经系统脓肿或脑膜炎,高度怀疑侵袭性真菌感染,推荐选用伏立康唑、脂质体两性霉素 B 治疗,对于怀疑侵袭性真菌感染的中枢神经系统脓肿,只要患者身体状况容许,结合手术引流治疗十分必要。对于白血病患者采用唑类抗真菌预防,发生念珠菌病者,有研究者建议采用卡泊芬净、伏立康唑、阿尼芬净、米卡芬净等药物抗真菌治疗;发生曲霉菌病患者选用伏立康唑、脂质体两性霉素 B、卡泊芬净治疗。

3.低危患者

由于其侵袭性真菌感染的危险较低,不推荐进行经验性抗真菌治疗。

(二)预防

1.高危患者

(1)侵袭性念珠菌感染高危人群,如异基因造血干细胞移植(HSCT)受者造血重建前或正在接受强烈诱导化疗或补救诱导化疗的急性白血病患者,推荐预防念珠菌感染。氟康唑 400mg/d 静脉或口服,此外,米卡芬净、伏立康唑、伊曲康唑、泊沙康唑和卡泊芬净均为可选药物。但应注意随着氟康唑预防的广泛使用,念珠菌血症的流行病学特点发生了变化,导致对氟康唑不敏感念珠菌属(即光滑和克柔假丝酵母菌)发生率增加。血液病患者如果移植前无侵袭性真菌感染病史,移植后造血重建之前采用氟康唑预防侵袭性念珠菌病是适宜的,但急性白血病强烈诱导或补救化疗后多数医院往往以侵袭性曲霉菌感染为主,因此,对于这类患者抗真菌预防应该选用何种药物取决于患者所在病区或医院侵袭性真菌感染的流行病学特点。

(2)侵袭性曲霉菌病感染高危人群(表 6-3),如正在接受强烈诱导化疗或补救化疗的急性髓细胞白血病(AML)或骨髓增生异常综合征(MDS)患者、无关供者或 HLA 不全相合亲缘供者异基因 HSCT、发生 Ⅱ ～ Ⅳ 度急性移植物抗宿主病(GVHD)或广泛型慢性 GVHD 患者、ANC<0.1×10⁹/L 持续 3 周以上、ANC<0.5×10⁹/L 持续 5 周以上、采用皮质激素 2mg/kg 体重治疗时间>2 周、ANC<1×10⁹/L,同时应用皮质激素>1mg/kg 体重治疗时间>1 周等。对这类高危患者推荐采用泊沙康唑 200mg,每日三次进行预防。如得不到泊沙康唑,伊曲康唑口服液可以作为替代药物。

表 6-3　血液病患者侵袭性真菌感染危险度分层

高危	中危	低危
中性粒细胞<0.1×10⁹/L,持续时间>3 周, 或<0.5×10⁹/L,持续时间>5 周	一个部位真菌定植,同时伴中性粒细胞 0.1～0.5×10⁹/L,持续 3～5 周;一个部位以上的真菌定植;存在中心静脉插管 TBI	自体 HSCT
无关或配型不相合亲缘供者异基因 HSCT Ⅱ ～Ⅳ 度 aGVHD 或广泛型 cGVHD	同胞供者异基因 HSCT	淋巴瘤
大剂量阿糖胞苷	中性粒细胞 0.1～0.5×10⁹/L,持续时间<3 周	儿童 ALL
应用皮质激素 > 1mg/kg,同时伴中性粒细胞<1×10⁹/L,持续时间>1 周	淋巴细胞减少<0.5×10⁹/L,同时应用抗生素	
应用皮质激素>2mg/kg,持续时间>2 周 AML 及 MDS 强烈诱导化疗及再诱导化疗	老龄	

(3)HSCT 患者,移植前具有侵袭性真菌感染病史的血液病患者,预计移植后中性粒细胞缺乏期超过 2 周,推荐进行 HSCT 后侵袭性真菌感染的二级预防。应选用患者移植前抗真菌治疗过程中有效的药物进行二级预防。

(4)高危患者抗真菌预防持续时间尚无定论。急性白血病患者通常认为在髓系造血恢复后(ANC>0.5～1×10⁹/L)考虑停用预防性抗真菌药物。异基因 HSCT 受者应该在中性粒细胞缺乏期及中性粒细胞恢复后一段时间内坚持预防,至少用至移植后 75d 或直到停用免疫抑制剂。

2.低危患者

对于预计中性粒细胞缺乏持续期<7d 的低危患者,不推荐抗真菌预防治疗。

四、各种确诊感染患者治疗疗程

1.皮肤/软组织

7～14d。

2.血流感染(无并发症)

①革兰阴性菌:10～14d;②革兰阳性菌:7～14d;③金黄色葡萄球菌:第一次血培养阴性后至少2周;④酵母菌:血培养第一次阴性后至少2周。

3.鼻窦炎

10～21d。

4.细菌性肺炎

10～21d。

5.曲霉菌肺炎

至少6～12周。

五、中性粒细胞缺乏伴发热患者造血生长因子(G-CSF 或 GM-CSF)的应用

(1)当预计患者中性粒细胞缺乏伴发热的风险＞20％时,可以考虑使用粒细胞集落刺激因子。预防性应用粒细胞集落刺激因子能降低患者中性粒细胞缺乏发热的发生率,降低感染相关死亡率及总死亡率。粒细胞集落刺激因子应用应该在联合化疗结束后尽早进行。

(2)对于已经存在中性粒细胞缺乏发热的患者不常规推荐 CSFs 治疗。

六、中性粒细胞缺乏患者导管相关感染的诊断和处理

(1)中心静脉导管相关血流感染(CLABSI)指同时在中心静脉导管(CVC)和周围静脉采血进行病原菌定量血培养,两者获得阳性结果的时间差异(DTP)＞120min。

(2)金黄色葡萄球菌、铜绿假单胞菌、念珠菌、分枝杆菌等所致 CLABSI,建议拔除 CVC,并给予全身抗生素治疗至少 14d。此外,插管隧道感染或输液港感染、脓毒性血栓形成、心内膜炎、血流动力学不稳定的脓毒血症患者或尽管接受了合适抗生素治疗但血流感染仍持续存在者,也推荐拔除导管。

(3)凝固酶阴性葡萄球菌所致 CLABSI,经全身伴或不伴局部抗生素治疗后,可考虑保留导管。

(4)复杂 CLABSI(如并存深部组织感染、心内膜炎或脓毒性血栓形成)者,拔除中心静脉导管并经合理抗生素治疗 72h 后菌血症或真菌血症仍持续存在的患者,应延长治疗时间(4～6周)。

(5)整个 CVC 留置期间,应注意医护人员及患者手的卫生、CVC 无菌保护以及采用氯己定定期皮肤消毒处理。

七、中性粒细胞缺乏患者周围环境要求

(1)医护人员、患者及陪护者手卫生是预防院内感染传播的最有效方法。所有进入中性粒细胞缺乏患者病房的人员均应清洁洗手及进行手消毒。所有接触中性粒细胞缺乏患者的人员采取非特异性保护措施(穿灭菌后的外套、戴无菌手套及口罩等)也十分必要。同房间患者可能发生体液接触时,应有适当保护隔离措施。

(2)对某些特定感染(如 MRSA、VRE 等)的患者采取保护性隔离。

(3)HSCT 患者应住单人房间。异基因 HSCT 患者的应住层流病房,采取＞12 次/小时的

空气交换和高效空气颗粒(HEPA)过滤。

(4)中性粒细胞缺乏患者的病房不允许放置植物,不允许宠物进入。

(5)中性粒细胞缺乏患者应进食新鲜精细烹调的食物,仔细清洗的非烹调水果与蔬菜可以使用。

(6)中性粒细胞缺乏患者应注意全身皮肤、口腔、会阴部卫生。建议中性粒细胞缺乏期间每日洗澡,每日软牙刷刷牙两次,漱口4～6次,对会阴部进行冲洗并保持干燥。

第二节　异基因造血干细胞移植(同胞/半倍体/无关)

一、异基因造血干细胞移植诊断

(一)目的
确立异基因造血干细胞移植一般诊疗的标准操作规程,确保患者诊疗的正确性和规范性。

(二)范围
接受异基因造血干细胞移植的患者的诊疗。

(三)参考依据
(1)Haematopoietic Stem Cell Transplantation,The EBMT Handbook 5ᵗʰ Edition

(2)Thomas Hematopoietic Cell Transplantation,4th Edition

二、异基因造血干细胞移植适应证

(一)恶性血液病
急性髓系白血病、急性淋巴细胞白血病、慢性粒细胞白血病、慢性淋巴细胞白血病、骨髓增生异常综合征、多发性骨髓瘤、毛细胞白血病、少见类型白血病、霍奇金病和非霍奇金淋巴瘤等。

(二)恶性非血液病
神经母细胞瘤、肺癌、乳腺癌和其他实体瘤等。

(三)非恶性疾病
重型再生障碍性贫血、骨髓增殖症、原发性骨髓纤维化、自身免疫性疾病、先天性免疫缺陷病、先天性造血异常症、先天性骨骼异常、黏多糖储积症、黏蛋白脂质代谢病和微粒体病等。

三、移植前准备

(一)受者评估
(1)进行仔细的移植前讨论,核实诊断、适应证与禁忌证,并再度核实患者及家属意见。

(2)受者详细病史及体检

1)核实诊断:包括病理、细胞遗传学、分子标记、疾病进程以及髓外疾病的部位等,最好有确诊时的病理及骨髓标本。

2)原有疾病治疗史:包括化疗方案及治疗反应等,注意有无放射治疗史。

3）其他疾病史：心、肺、肝、肾、神经精神、传染病、侵袭性真菌感染及病毒感染等病史。

4）输血史。

5）药物过敏或易感史。

6）Kamofsky 评分。

7）女性患者：妊娠史、月经史及是否上环。

8）男性患者：病变有无侵犯睾丸及治疗史。

9）外周血和骨髓冷冻保存的相关数据（必要时）。

10）全面体检，特别注意口腔、肛周等处有无病灶。

（3）受者检查计划

1）常规：血常规、尿常规、便常规＋潜血。

2）受者家系血型，血清抗体滴度。

3）骨髓：骨髓分类；骨髓病理活检；染色体核型（必要时行荧光原位免疫杂交）；标志癌基因；P170，MDR1；干细胞培养；可变串联重复序列（VNTR）或短串联重复序列（STR）。

4）溶血全套：血浆游离血红蛋白、结合珠蛋白、血红蛋白 A2、血红蛋白 F 测定、Ham 试验、Coombs 试验。

5）生化：肝肾功能；电解质六项；乳酸脱氢酶及同工酶；心肌酶谱；血脂全套；铁四项、铁蛋白、β2-MG；24h 内生肌酐清除率；内分泌功能，包括甲状腺功能、糖耐量、激素四项。

6）凝血八项。

7）免疫学：循环免疫复合物、抗核抗体；ENA 抗体谱；风湿三项，包括补体、类风湿因子和抗链球菌溶血素、C 反应蛋白；免疫球蛋白定量；免疫细胞亚群；病毒全项；巨细胞病毒（CMV）DNA-PCR；肝炎全项，包括乙肝两对半、甲肝抗体、丙肝抗体，若抗原（＋），则需进一步查相应 HBV-DNA 或 HCV-RNA；免疫缺陷病毒抗体；梅毒螺旋体抗体。

8）PPD 试验。

9）特殊检查：头胸腹部 CT、腹部 B 超、动态心电图（Holter）、肺功能、血气分析、心脏彩超。

10）眼、耳鼻喉、口腔科会诊（尽早清除感染病灶）。

11）多部位细菌、真菌培养（咽、肛周）。

12）女性患者取避孕环。

（二）供者评估

1.合理性

包括采集造血干细胞过程中供者可能发生的危险以及通过输血而传播疾病致使受者获得感染的危险性评估。

2.病史

采集及全面体检。

3.供者造血干细胞采集前实验室检查

（1）常规：血常规、尿常规、便常规＋潜血。

(2)家系血型,血清抗体滴度。

(3)骨髓:骨髓分类;骨髓病理活检;染色体核型(必要时行荧光原位免疫杂交);受者阳性的标志癌基因;p170,mdrl;干细胞培养;VNTR 或 STR。

(4)生化:肝肾功能、空腹血糖、电解质六项;乳酸脱氢酶及其同工酶;心肌酶谱;血脂全套;铁四项、铁蛋白。

(5)凝血八项。

(6)免疫学:循环免疫复合物、抗核抗体;ENA 抗体谱;风湿三项,包括补体、类风湿因子和抗链球菌溶血素、C 反应蛋白;免疫球蛋白定量;免疫细胞亚群;病毒全项;巨细胞病毒(CMV)DNA-PCR;肝炎全项,包括乙肝两对半、甲肝抗体、丙肝抗体,若抗原(＋),则需进～步查相应 HBV-DNA 或 HCV-RNA;免疫缺陷病毒抗体;梅毒螺旋体抗体。

(7)PPD 试验。

(8)特殊检查:心电图、胸部 CT、心脏及腹部 B 超。

4.供者动员外周血干细胞过程及注意事项

(1)动员前、动员后第 4 天,采集后 3～5dB 超监测脾脏大小。

(2)在动员前检查供者眼底情况。

(3)动员前及动员后每天查血常规,采集当日尽早查血常规,采集结束后每 2～3d 复查血常规直至正常为止。

(4)(动员前查 CD34$^+$、淋巴细胞亚群、细胞因子浓度;采集当日查 CD34$^+$、淋巴细胞亚群、细胞因子浓度)采集物 CD34$^+$、采集物干细胞培养、采集物淋巴细胞亚群。

(5)动员剂用 G-CSF5 μg/kg,皮下注射,一日 2 次,-4 天开始。

(6)用药第 4～5 天为采集时间(即移植 0 天),采集有核细胞数为(5～8)×10^8/kg。

(7)注意事项:向家属及患者交代病情,供者签署采集外周血干细胞赞同书;采集外周血干细胞会诊单必须提前一周送血库及细胞冷冻培养室;提前一天为供者准备好钙剂及生理盐水;嘱供者准备好糖水,当日不得进食油性食物;采集当日带当日血常规去血库,血库需要 HCT来调整机器参数;采集当日(动员第 5 日)G-CSF 注射时间为早 5 点,8 点开始采集,当日询问采集细胞数目,如细胞数目不足,当日晚及次日早晨 5 点各注射一支 G-CSF,电话通知血库,第 6 日继续采集所需细胞数目,如果采集数目足够就不需再打针;脑血管意外为动员禁忌;动员过程中 WBC 大于 70×10^9/L 应将 G-CSF 减量。

5.供者献髓过程及注意事项

(1)备自身血 1000～1200ml:每次 300～400ml,每周一次,共需 3 周时间。备血过程中,给供者口服叶酸,VitB12,铁剂等造血原料。

(2)采髓前要与供者谈话,在采髓赞同书上签字。

(3)采髓手术通知单提前一周送手术室,同时送采髓会诊单(或日程表)给细胞冷冻培养室,通知供应室消毒采髓包。

(4)采髓前备皮,前一天开约自体血通知单送血库,采髓当日早晨 8 点取血送手术室。

(5)采髓前一晚,可给供者口服安定,使供者休息好。嘱供者夜里 12 点后不要进食,采髓当日早晨给予阿托品 0.5mg、哌替啶 50mg 肌内注射。

(6)术后注意检测血压,每日伤口换药一次,常规给予抗生素预防感染 3 日。

(三)HLA 配型

1.供者的选择顺序

按同胞兄弟姐妹、父母或子女、无关供者的顺序进行。

2.HLA 配型问题

同胞兄弟姐妹经 HLA-A、B、DR 位点基因分型中低分辨 6 位点相合可选用,当 HLA-A、B、DR 位点基因分型中低分辨 6 位点不全相合时应进一步进行 HLA-A、B、C、DR、DQ 位点基因分型高分辨检测。同胞兄弟姐妹、父母或子女经 HLA-A、B、DR 位点基因分型中低分辨筛选,4 个及以上位点相合者可进一步进行 HLA-A、B、C、DR、DQ 位点基因分型高分辨检测。无合适亲缘供者的患者需进一步从骨髓库查找无关供者。

(四)移植前需完成的图表

(1)移植日程表。

(2)移植赞同书签字。

(3)患者委托书签字。

(4)供者骨髓/外周血干细胞采集赞同书签字。

四、移植

(一)预处理方案

1.TBI＋Cy＋其他药物方案

(1)TBI＋Cy 方案:

TBI 7Gy(肺＜6GY),第-7 天

Cy 60mg/kg,第-6、-5 天

(2)TBI＋Cy＋Flu＋Ara-C 方案:

TBI 7Gy(肺＜6Gy),第-7 天

Cy 40mg/kg,第-6、-5 天

Flu 30mg/m^2,第-4、-3、-2 天

Ara-C 2g/m^2,第-4、-3、-2 天

2.Bu＋Cy±其他药物方案

(1)患者年龄＜50 岁,Karnofsky 评分＞90 分患者,选择下列之一进行预处理:

1)Bu＋Cy 方案:

静脉 Bu 3.2mg/kg,第-7、-6、-5、-4 天

Cy 60mg/kg,第-3、-2 天

2)Bu＋Cy＋Flu＋Ara-C 方案:

静脉 Bu 3.2mg/kg,第-9、-8、-7 天

Cy 40mg/kg,第-6、-5 天

Flu 30mg/m²,第-4、-3、-2 天

Ara-C 2g/m²,第-4、-3、-2 天

3)Bu＋MeI＋Flu ＋Ara-C 方案:

静脉 Bu 3.2mg/kg,第-8、-7、-6 天

静脉 Mel 100mg/m²,第-5 天

Flu 30mg/m²,第-4、-3、-2 天

Ara-C lg/m²,第-4、-3、-2 天

(2)患者年龄＞50 岁,Karnofsky 评分＜90 分患者采用以下方案:

静脉 Bu 3.2mg/kg,第-7、-6、-5 天

Flu 30mg/m²,第-4、-3、-2 天

Ara-C lg/m²,第-4、-3、-2 天

3.Cy＋ ATG±其他药物方案

1)Cy＋ ATC 方案:

Cy 50mg/kg,第-5、-4、-3、-2 天

ATG 30mg/kg,第-4、-3、-2 天

2)Cy+ATG+Flu 方案:

Cy 30mg/kg,第-4、-3、-2 天

ATG 2.5mg/kg,第-9、-8、-7、-6、-5 天

Flu 30mg/m²,第-9、-8、-7、-6、-5 天

3)Bu ＋Cy＋ATG＋Flu＋Ara-C 方案:

静脉 Bu 3.2mg/kg,第-8、-7 天

ATG 2.5mg/kg,第-8、-7、-6、-5 天

Cy 40mg/kg,第-4、-3、-2 天

Flu 30mg/m²,第-4、-3、-2 天

Ara-C 2g/m²,第-4、-3、-2 天

(二)肝静脉闭塞病(VOD)的预防

(1)肝素 12.5mg,皮下注射,q12h,-9d 开始,PLT＜50×10⁹/L 时停用。

(2)丹参 10ml,静脉滴注,q12h,第-9 天开始,PLT＜20×10⁹/L 时停用。

(3)熊去氧胆酸 12mg/(kg·d),分两次餐中口服,预处理前两周到＋90 天。

(三)急性移植物抗宿主病(aGVHD)的预防

1.方案

以短疗程甲氨蝶呤(MTX)联合他克莫司(FK-506)或环孢素(CsA)预防急性 GVHD。HLA 不全相合的同胞供者或无关供者移植于-9d 开始加用吗替麦考酚酯(MMF),同时在预处理中加用抗人胸腺细胞球蛋白(ATC)。

2.有关药物用量及用法

FK-506/CsA 同胞全相合供者从-1 天,同胞不全相合或无关供者从-3 天开始,用至移植后 1 年左右。

FK-506 0.03mg/kg 持续静脉滴注 24h,能口服时改口服,FK-506 静脉和口服的剂量比为 1.5～2。

CsA 1mg/kg,Q12h,持续静脉滴注,能口服时改口服,CsA 静脉和口服的剂量比为 1:(1.5～2)。

MTX 15mg/m² ,＋1 天,10mg/m² ,＋3,＋6,＋11 天,iv。

MMF 0.5～0.75g,每日 2～3 次。

3.用药期间有关指标的监测

(1)血药浓度:CsA 全血浓度保持在 300～400ng/ml。改口服后 C.,保持在 100～200 ng/ml;C₀ 保持在 300～400ng/ml。FK-506 浓度保持在 10～20ng/ml。改口服后 C₀ 保持在 10 ng/ml 以下。C₂ 保持在 10～20ng/ml。

(2)肝肾功能,尿常规,血糖,血压。每 1～2 周查一次肝、肾功能,尿常规、血糖,每日测血压。

(3)CsA、FK-506 应用过程中出现 BUN,Cr 上升需减量,Cr 升至 177μmol/L 时需停药,改用其他免疫抑制剂。

(四)卡氏肺孢子菌病的预防

复方新诺明(SMZco),1g bid,连用 7d,移植前 2 两周内完成。

(五)口腔黏膜炎的防治

(1)日常注意保持口腔卫生

(2)漱口,用生理盐水或碳酸氢钠漱口,每 30～60min1 次。

(3)少食刺激性及辛辣饮食

(4)局部措施:对接受大剂量马法兰的患者,在给药前 15～30min 开始含人冰片,并持续在给药期间以及给药后至少 4h;局麻,可以选用利多卡因、苯佐卡因和苯海拉明等;黏膜保护剂,可以选用抑酸剂、纤维素薄膜形成剂和凝胶等。

(六)病毒感染的防治

1.巨细胞病毒(CMV)疾病

(1)CMV 病的预防:采用更昔洛韦或膦甲酸钠。更昔洛韦,250 mg,ivgtt,bid,连用 7d,移植前 2 两周内完成;膦甲酸钠,3g,ivgtt.bid,连用 7d,移植前 2 两周内完成。

(2)CMV 的监测:＋100 d 以内每周监测 PP65 和(或)CMV-DNA;＞＋100 d,但前 100d 接受 CMV 抗原血症治疗的患者、使用激素或其他免疫抑制剂(吗替麦考酚酯或 T 细胞抗体)治疗急慢性 GVHD 的患者,每周监测 PP65 和(或)CMV-DNA-次;＞＋100 d,接受低剂量免疫抑制剂治疗患者(如肾上腺皮质激素<1mg/(kg·d)和连续 3 次 CMV 监测均阴性的患者,可以隔周监测一次;＞＋100 d,缺乏上述高危因素的患者,不建议晚期监测。

（3）症状前治疗：①阈值：+100 d以内，出现任何水平抗原血症均应给予更昔洛韦、缬更昔洛韦或膦甲酸钠的治疗；>+100 d，监测和症状前治疗仅限于高危患者；②剂量：诱导治疗静脉注射更昔洛韦 5mg/kg，每天 2 次，直至病毒负荷得到控制；维持治疗静脉注射更昔洛韦 5mg/kg，每天 1 次，或口服缬更昔洛韦 900mg，每天 1 次。

2.单纯疱疹病毒（HSV）和带状疱疹病毒（VZV）的预防和治疗

所有 HSV 和（或）VZV 血清学阳性的患者，均给予阿昔洛韦预防治疗至+100d。

（七）其他并发症

1.aGVHD 治疗后外源性类固醇减量程序

（1）确定治疗有效，制订类固醇激素减量程序。

（2）减量开始为每晚减量 0.2mg/kg 连续 5d。

（3）当晚间减完后，即开始晨药连续 5 天减量，每早减量 0.2mg/kg。

（4）泼尼松剂量减至 15 mg/d 后，即开始交替减量程序。

2.高血糖的处理

（1）维持血糖低于 10mmol/L（180mg/dl），减少尿糖、多尿、多饮和电解质紊乱的发生。

（2）维持血糖高于 3.9mmol/L（70mg/dl），防治低血糖。

3.骨质疏松的防治

（1）减少糖皮质激素的每日剂量和累积剂量。

（2）优化钙和维生素 D 的摄入。

（3）参加承重锻炼。

（4）提供激素替代治疗。

（5）二膦酸盐治疗适于部分患者。

（八）干细胞和血制品的输入

1.骨髓造血干细胞的输注标准操作规范

（1）总指南：未经处理的新鲜骨髓造血干细胞和少浆的骨髓静脉输入时，不需过滤，不能照射。

（2）输注时间：预处理结束后输入，一般输注开始时间与末次化疗时间间隔 36 小时以上。

（3）输入量：未经处理的新鲜骨髓造血干细胞为患者体重 10～15ml/kg，去红细胞的骨髓量为 150～400ml。儿童患者如果超过患者体重 15 ml/kg，输入前需与儿科主治医师商量。

（4）ABO 血型不合骨髓造血干细胞的处理：①移植前对供、受者血浆凝集素滴度进行测定；②ABO 血型主要不合，当患者的抗体滴度>1：16，去除 RBC；ABO 血型次要不合，当供者抗体滴度≥1：256，去除血浆（如果血浆>200ml）；ABO 血型主次要不合，当受者滴度>1：16，供者滴度≤128，去除红细胞；受者滴度>1：16，供者滴度≥256，去除 RBC，去除血浆（如果血浆>200ml）；受者滴度≤16，供者滴度≥256，去除血浆（如果血浆>200ml）；受者滴度≤16，供者滴度≤128，不需处理。

2.外周血造血干细胞的输注标准操作规范

(1)总指南:未经处理的新鲜外周血造血干细胞静脉输入时,不需过滤,不能照射。

(2)输注时间:预处理结束后输入,一般输注开始时间与末次化疗间隔 36 小时以上。

(3)输入量:未经处理的新鲜外周血造血干细胞一般≤250ml。

3.供受者 ABO 血型不合时的血液制品输注标准操作规范

(1)血液制品输注的选择(表 6-4)。

(2)移植后患者血制品输注须经过过滤和照射后才可使用。

4.其他

ABO 血型不合患者移植后接受 ABO 抗体滴度的动态检测。

表 6-4　血液制品输注的选择

不合性质	血型(供→受)	血制品	移植后早期	移植后晚期
主要不合	A,B,AB→O	RBC	受者	供者
	AB→A,B	PLT	供者	供者
次要不合	O,A,B→AB	RBC	供者	供者
	O→A,B	PLT	受者	受者
主次均不合	A→B	RBC	O	供者
	B→A	PLT	AB	AB

五、移植后

(一)移植后早期评估指南(+100 天以内)

1.血常规

每日进行直至中性粒细胞计数$>0.5\times10^9$/L,血小板计数$>20\times10^9$/L,持续 5 天,然后至少 1～2 周检查 1 次,直至移植后 100 天。更昔洛韦治疗的患者每周检查 3 次。

2.骨髓

Od、+14d、+28d、+56d、三个月进行分类、干细胞培养、VNTR、染色体核型、标志癌基因-PCR、标志癌基因-FISH、性染色体 FISH(性别不合)、微小残留病(预留,必要时送检)和活检(骨纤时)等检查。

3.电解质

预处理期间每天检测 2 次,预处理后到正常进食前每日 1 次,恢复正常饮食后每周 1 次。

4.生化全套(含血脂)

预处理期间每天 1 次,以后每周 3 次,出院后每周 1 次。

5.免疫指标

免疫细胞亚群(细胞治疗室)、免疫球蛋白定量每月 1 次。

6.铁代谢指标

血清铁四项、铁蛋白每月 1 次。

7.内分泌

甲状腺功能、激素四项、EPO 每月 1 次。

8.CSA 或 FK506 血药浓度

全量预防、全量治疗时每周检测 1 次。

9.PCR-CMV-DNA

移植后 100 天以内每周 1 次。

10.血型、血型抗体效价(ABO 血型不合时)

造血重建后每 2 周 1 次。

11.特殊检查

X 线胸片或胸部 CT、心电图、腹部 B 超、心脏彩超每周 1 次或根据具体情况。

(二)移植后晚期随访指南(＋100 天以后)

(1)血常规每次复诊时均需检测,服用复方新诺明、吗替麦考酚酯(骁悉)、更昔洛韦等药物的患者每周检查 1 次。

(2)肝功能每次复诊时均需检测,接受免疫抑制药物或者其他肝毒性药物如伊曲康唑、伏立康唑等,每两周监测 1 次。

(3)肾功能每次复诊时均需检测,接受免疫抑制药物或者其他肾毒性药物每周监测。

(4)PCR-CMV-DNA,＞＋100 天,但前 100 天接受 CMV 抗原血症治疗的患者、使用激素或其他免疫抑制剂(吗替麦考酚酯或 T 细胞抗体)治疗急慢性 GVHD 的患者,每周监测 PP65 和(或)CMV-DNA 一次;＞＋100 天,接受低剂量免疫抑制剂治疗患者[如肾上腺皮质激素＜$1mg/(kg \cdot d)$]和连续 3 次 CMV 监测均阴性的患者,可以隔周监测一次;＞＋100 天,缺乏上述高危因素的患者,可不监测。

(5)骨髓:每 3 个月直至移植后 3 年进行分类、干细胞培养、VNTR、染色体核型、标志癌基因-PCR、标志癌基因-FISH、性染色体 FISH(性别不合)、微小残留病(预留,必要时送检)和活检(骨纤时)等检查。

(6)慢性 GVHD(cGVHD)的相关检测:①除外可能同时发生的其他因素,Karnofsky 或者 Lansky 临床评分＜60％,体重下降＞15％,反复感染常是广泛性 cGVHD 征兆;②cGVHD 的临床表现:注意检查有无皮肤、指甲、毛发、口腔、眼睛、阴道/会阴、肝脏、肺、胃肠道、筋膜炎、肌肉及关节病变等;③cGVHD 的实验室检查。眼睛:5 分钟 Schirmer 试验均值≤5mm,或者 6～10mm 伴有症状,或者裂隙灯检查出角膜炎。肝脏:肝功能异常排除其他原因。肺:肺功能提示阻塞性肺疾患、肺泡灌洗液无微生物、肺活检证实等。食管:钡餐、内镜或测压发现食管黏膜蹼状改变、狭窄或活动异常。肌肉:醛缩酶和肌酸磷酸激酶增高,肌炎伴肌电图异常。血液:血小板减少、嗜酸细胞增多、低丙种球蛋白血症;少数出现自身抗体或高丙种球蛋白血症(图 6-4)。

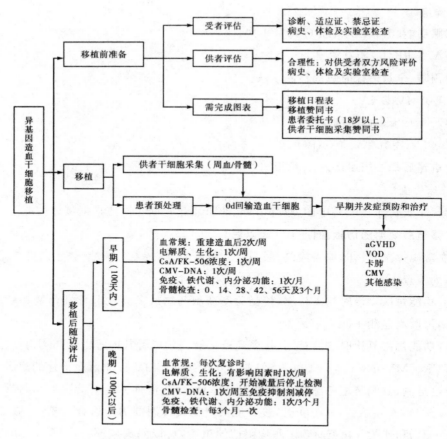

图 6-4　异基因造血干细胞移植诊疗流程图

第三节　造血干细胞采集术

一、造血干细胞采集术诊断

(一)目的

确立造血干细胞采集术诊疗标准操作规程,确保患者诊疗的正确性和规范性。

(二)范围

接受造血干细胞采集的患者及正常供者的诊疗。

(三)参考依据

(1)Haematopoietic Stem Cell Transplantation,The EBMT Handbook 5[th]Edition

(2)Thomas Hematopoietic Cell Transplantation,4th Edition

二、骨髓造血干细胞采集(图 6-5)

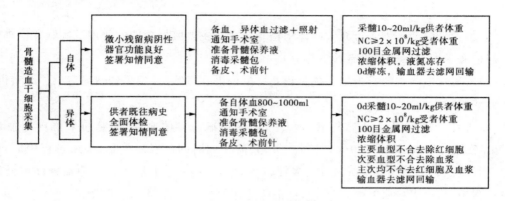

图 6-5　骨髓造血干细胞采集流程

(一)自体骨髓采集条件与准备

(1)采集前提:血液系统恶性疾患已取得完全缓解/实体肿瘤未累及骨髓。自体骨髓的采髓时机要根据病情,如急性白血病取得完全缓解后再经 3~4 个疗程巩固强化治疗后可考虑采髓;实体肿瘤如尚未侵犯骨髓则可在放/化疗之前采髓保存,已累及骨髓者则需经治疗使骨髓中查不到瘤细胞时再采。

(2)采髓前必须进行充分的体格检查及全身主要脏器功能的实验室及物理检查(详见自体造血干细胞移植前检查部分)。

(3)采集骨髓前应履行告知程序,并签署知情同意书:危险性较小,威胁生命的并发症发生率<0.5%,但仍可能发生麻醉意外、感染及严重出血等。

(4)术前准备好自身血,化疗后恢复期 Hb> 100g/L 即可开始采血,餐后采集,每周采集 1~2 次,每次 200~400ml,需 2~3 周时间。采血过程中应有医生在场,当出现头痛、头晕、恶心、心悸、多汗、血压偏低等不适时可予 10% 葡萄糖注射液输注。采血后给患者口服叶酸、VitB$_{12}$ 及铁剂等造血原料,如果采血间隔时间长,可将前次采集血液回输后再采。备自身血 800~1000ml。不适合采集自身血者需在采髓前几日约同型全血 1000~1200ml 或相当剂量红细胞及血浆,过滤并照射 25Gy,以防发生输血相关移植物抗宿主病,采髓当日送手术室。

(5)采髓手术通知单提前一周送手术室,同时通知细胞治疗室准备骨髓保养液,供应室消毒采髓包。

(6)采髓前一天开自体血用血通知单送血库,采髓当日取血送手术室。

(7)术前清洁洗澡,备皮,采髓前夜可给患者口服地西泮(安定),12 点后禁食水,采髓当日早晨给予阿托品 0.5mg、哌替啶 50mg 肌内注射,查全项血常规。

(8)术后注意检测血压,每日伤口换药一次,常规给予抗生素预防感染 2d。

(二)异体骨髓采集条件与准备

(1)年龄:亲缘供者无年龄限制,无关供者规定 18~55 岁。

(2)供者病史:采髓前应充分了解供者病史,包括牛痘接种史、输血史、热带国家旅游史、过敏史、感染性疾病、自身免疫性疾病、癌症病史及高发因素。对女性供者还应询问妊娠、流产史。

(3)供者采髓前必须进行充分的体格检查及全身主要脏器功能的物理及实验室检查(详见异基因造血干细胞移植前供者检查部分)。

(4)采集骨髓前应履行告知采髓过程及麻醉的潜在危险,并签署知情同意书。儿童供者需要父母或监护人同意。

(5)备自身血:由于为正常供者,应尽可能避免输注异体血液,采髓前采集自身血 800～1200ml 备用。每次 200～300ml,每周一次,共需 3 周时间。餐后采集,采血过程中应有医师在场,当出现头痛、头晕、恶心、心悸、多汗、血压偏低等不适时可予 10% 葡萄糖注射液输注。备血过程中,给供者口服叶酸,$VitB_{12}$,铁剂等造血原料。采髓当日送手术室。

(6)采髓手术通知单提前一周送手术室,同时通知细胞治疗室准备骨髓保养液,供应室消毒采髓包。

(7)采髓前一天开自体血用血通知单送血库,采髓当日取血送手术室。

(8)术前清洁沐浴,备皮,采髓前夜可给患者口服地西泮,12 点后禁食水,采髓当日早晨给予阿托品 0.5mg,哌替啶 50mg 肌内注射,查全项血常规。

(9)术后注意检测血压,每日伤口换药一次,常规给予抗生素预防感染 2 日。

(三)骨髓采集方法

(1)在洁净手术室进行,整个操作过程应保持无菌。麻醉方式采用全麻或连续硬膜外麻醉。

(2)采集部位首选双侧髂后上棘,必要时可采髂前上棘或胸骨。第一针骨穿吸髓 0.3ml,不抗凝,涂片分类计数,患者需再次确认为完全缓解状态。骨髓抽取采取多部位、分层次、多方向进行。每次抽取 4～6ml,每点间隔 1cm 左右。

(3)骨髓保养液为含肝素的灭菌 RPMI1640 或 TC199,每 100ml 上述保养液中加入肝素 4000U、庆大霉素 2000U,一般 1ml 保养液可抗凝 3～8ml 骨髓。

(4)采出的骨髓液经 100 目金属网过滤。

(5)采髓局部应严密消毒,无菌纱布加压包扎、压迫止血,返病房后仰卧 4 小时,观察体温、局部疼痛、出血、尿量、肠鸣音等。

(6)采髓量根据具体情况不同而不同,一般控制在 10～20ml/kg 供者体重,最低有核细胞数量 $2×10^8$/kg 受者体重,一般要采集 $3×10^8$/kg 受者体重以上。

(四)骨髓采集物处理

1.一般处理

采集的骨髓经 100 目金属网过滤除去小粒后,离心挤出脂肪。

2.自体骨髓采集物

经离心浓缩体积后 4℃ 或冷冻保存。

3.异体骨髓采集物

ABO 主要血型不合者,需要去除供体骨髓中红细胞,可采用 CS3000 或 Cobe 等细胞分离机的骨髓淘洗程序、淋巴细胞分离液或羟乙基淀粉沉淀红细胞后分离出单个核细胞;ABO 次要血型不合者,需要离心去除供体骨髓中血浆;ABO 血型主次均不合者在去除红细胞的同时去除血浆。

4.骨髓的保存

异基因骨髓采集物一般不需要特殊保存,在受者预处理 0d 采髓,经处理后即可回输患者。自体骨髓可保存于 4℃或冷冻保存。

(五)骨髓的回输

(1)骨髓回输采用静脉输注,所用输血器去掉滤网,以防止干细胞黏附。

(2)回输前准备好急救药品及急救器械,检查输液系统的通畅性。输髓前给予地塞米松5mg 及抗组胺药物。

(3)深低温保存的骨髓从液氮中取出后立即置于 39～41℃水浴中解冻,在 1 分钟内融化,不加处理即刻从静脉快速回输给患者,10 分钟内输完。输注过程中应进行血压、血氧饱和度和心电监护。

三、外周血造血干细胞采集(图 6-6)

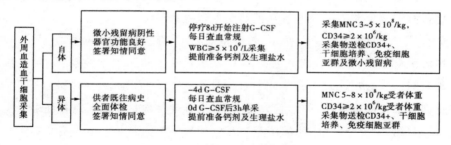

图 6-6 外周血造血干细胞采集流程

(一)患者自体外周血造血干细胞的动员和采集

(1)患者进行外周血造血干细胞动员的前提:恶性血液病取得完全缓解后再经 3～4 个疗程巩固强化治疗,骨髓检查提示体内恶性肿瘤细胞负荷较低时可考虑进行自体外周血造血干细胞采集。

(2)采集外周血造血干细胞前应履行告知程序,并签署知情同意书。

(3)患者自体外周血造血干细胞动员以大剂量化疗加粒细胞集落刺激因子(G-CSF)5μg/(kg·d)为最佳方案,一般在大剂量化疗停药第 8～10 天开始使用 G-CSF 250 或 300μg,1 次/日,皮下注射。

(4)应用 G-CSF 后每日测血常规,WBC>1×10^9/L 后,每天追查结果,WBC≥5×10^9/L时开始采集,必要时可检测外周血 CD34＋细胞比例判断采集时机。

(5)干细胞动员剂应用后,初步预定采集时间,通知细胞治疗室,作好冷冻保存准备。

(6)提前一天为供者准备好钙剂,采集前必须服用。

（7）采集当日带当日或前一日血象去单采室,单采室需要 HCT 来调整机器参数。单采开始前至少 3 小时 G-CSF250 或 $300\mu g$,皮下注射。

（8）采集物送检免疫细胞亚群、干祖细胞培养、CD34＋细胞计数及微小残留病检测（流式及有分子学标志的检测相应分子学标志）。

（9）采集细胞数依照具体情况决定,一般要单个核细胞数量$(3\sim5)\times10^8$/kg 受者体重,CD34＋细胞在 2×10^6/kg 受者体重以上。采集数量不足或贫动员的患者可进一步采集骨髓干细胞。

(二)正常供者造血干细胞的动员和采集

（1）采集外周血造血干细胞前应履行告知程序,向家属及患者交代病情,供者签署采集周血干细胞赞同书。

（2）采集供者病史:同正常供者采髓前。

（3）供者查体:动员前必须进行充分的体格检查及全身主要脏器功能的物理及实验室检查包括眼底情况,详见异基因造血干细胞移植（同胞/半倍体/无关）。

（4）单采会诊单提前送单采室及细胞治疗室。

（5）供者动员前、动员后第 4 天、采集后 3～5dB 超监测脾脏大小。动员前及动员后每天查血常规,采集当日尽早查血常规,采集结束后每 2～3d 复查血常规直至正常为止。

（6）采集周血干细胞前为供者准备好钙剂及生理盐水。

（7）采集当日带当日血常规去单采室,单采室需要 HCT 来调整机器参数。

（8）移植-4 天开始供者动员,动员剂用 G-CSF250 或 $300\mu g$,皮下注射,一日 2 次,用药后 4～5d 为采集时间（即移植 0 天）。采集当日（动员第 5 天）G--CSF 注射时间为早 5 点,8 点开始采集,当日询问采集细胞数目,如细胞数目不足,当日晚及次日早晨 5 点各注射一支 G-CSF,电话通知单采室,第 6 日继续采集所需细胞数目。如果采集数目足够就不需再打针。

（9）一般采集目标单个核细胞数为$(5\sim8)\times10^8$/kg,CD34$^+$细胞在 2×10^6/kg 受者体重以上。

（10）采集物送检 CD34＋、干细胞培养、免疫细胞亚群。

（11）脑血管意外为动员禁忌。

（12）动员过程中 WBC 大于 70×10^9/L 应将 G-CSF 减量。

第四节　　造血干细胞移植适应证

一、急性淋巴细胞白血病造血干细胞移植适应证

大多数儿童急性淋巴细胞白血病（ALL）患者经过化疗可获得较高的治愈率。然而,极高危组以及复发患者预后较差,这些患者在获得完全缓解（CR）后需要进行更强烈的巩固治疗。异基因造血干细胞移植（allo-HSCT）可通过移植物抗白血病（CVL）效应取得对 ALL 的有效

控制,但移植相关死亡率(TRM)仍然严重。因此,对 ALL 患者必须前瞻性地指出造血干细胞移植(HSCT)的适应证,且随着化疗策略的修正和改进,定期进行重新评价和界定。儿童 ALL 在诊断时就可发现一些可导致预后差的危险因素,如细胞遗传学特征。此外,通过形态学和(或)微小残留病(MRD)的检测观察患者对诱导治疗的反应也有较强的预后价值,在复发患者中复发的时间与部位也是重要的预后因素。

相比于儿童 ALL 超过 80% 的 5 年总体生存率(OS),成人 ALL 的预后较差,18～60 岁患者平均 OS 为 35%,这与多方面因素有关,包括预后不良标志例如 Ph 染色体出现概率更高和预后良好亚型比例降低。尽管来自不同协作组所得出的结论并不一致,在过去的 10～15 年里,成人 ALL 在 CR1 期进行 allo-HSCT 越来越得到提倡。MRD 的评估无疑明显提高了对成人 ALL 危险组的界定。成人 ALL 治疗中最受争议的问题是患者在接受强烈诱导治疗获得 CR1 后该选择什么样的最佳巩固治疗措施。

(一)CR1 儿童 ALL 的 HSCT 适应证

儿童 ALL CR1 进行 HSCT 的适应证仅限于高危组,大部分研究机构认为这些患者预计无事件生存率(EFS)低于 50%。易导致高复发风险的因素有已知的分子生物学标志、染色体异常,以及对化疗的反应,包括对泼尼松反应差、对初始化疗耐药以及持续存在 MRD。这类患者可选择来自相合同胞或无关供者的 allo-HSCT,极高危患者也可选择 HLA 不全相合供者 allo-HSCT。

目前没有哪种细胞遗传学异常是各大研究机构中未形成共识的 CR1 行 allo-HSCT 的绝对适应证,被广泛接受的提示不良预后的因素包括:早期治疗反应差的 Ph(+)ALL、早期前体 T-ALL、婴儿 ALL 伴 MLL 重排。

早期前体 T-ALL 是近期被确认的 T-ALL 的一个亚型,它具有不成熟的遗传学和免疫表型特征,化疗效果差,EFS 约 22%,allo-HSCT 能否提高其治疗效果尚需观察。与既往研究相比,T-ALL 经过强烈化疗治疗效果已有明显提高,因此不再是 allo-HSCT 的指征。

另外一个高危预后标志是 MLL 重排,包括 t(4;11),主要见于年幼儿童和婴儿。多个回顾性研究并未显示移植比单纯化疗在 EFS 方面存在优势。

MRD 在特定时间点的存在有助于鉴定出一大类预后不良的患者。一项大型试验以 Ig 和 TCR 基因重排为 PCR 检测指标,引入标准化定量检测 MRD 方法,将患者划分为以下几组:MRD 标危组(MRD-SR):第 33 天、78 天 MRD 均阴性;MRD 中危组(MRD-IR):第 33 天或 78 天 MRD 阳性,且第 78 天 MRD$<10^{-3}$;MRD 高危组(MRD-HR):第 78 天 MRD$\geq 10^{-3}$,三者 7 年 EFS 分别为 91.1%、80.6%、49.8%。MRD 在时间点 1(time point 1,TP 1,通常取第 33 天)阴性者预后最好。

(二)CR2 及更晚期儿童 ALL 的 HSCT 适应证

经过常规化疗后早期骨髓复发的患者预后较差,尽管接近 90% 的患者可获得 CR2,但大部分患者病情会进展。这类患者是相合的同胞供者和无关供者 allo-HSCT 的适应证。如果无法到相合的同胞供者或无关供者,脐带血、不全相合的无关供者或同胞供者也可作为极高危组患者移植来源的选择。在复发的 ALL 患者,根据复发的时间、复发部位以及免疫表型对患者进行危险度分组,见表 6-5。

CR3 期的 ALL 患者单靠化疗有极高风险随之复发,而 HSCT 由于药物蓄积导致的严重脏器毒性亦可导致较高风险的 TRM。这类患者缓解后的最佳治疗仍无定论,但是,如果有相合同胞供者(MSD)或者无关供者(MUD),allo-HSCT 也被认为是一种合理的选择。如果没有相合供者(MD),不合供者(MMD)移植也可考虑。

表 6-5　第一次复发的 ALL 患者异基因 HSCT 的指征(BFM 标准)

极高危复发组	
-T 系:任何骨髓受累	
-BCP-ALL:非常早期复发累及骨髓,早期复发仅限于骨髓	MSD/MD/MMD
->CR2:根据 TRM 风险	
高危复发组(MRD≥10^{-3})	
-BCP-ALL:早期其他部位复发伴骨髓复发,晚期复发骨髓受累	MSD/MD
中危组(MRD<10^{-3})	
-BCP-ALL:早期其他部位复发伴骨髓复发,晚期复发骨髓受累	MSD

(三)成人 ALL 的 HSCT 适应证

多数欧洲研究组将成人 ALL 的 allo-HSCT 适应证定为有高危特征和不良预后因素的患者,这些因素使得患者单靠化疗生存率可能低于 40%。预后模型和年龄上限在不同研究组之间可能不同。高危状态一般由患者的特征和治疗前的疾病状态来界定。MRC UKALL Ⅻ/ECOC E2993 试验将存在 Ph 染色体 t(9;22)、WBC>$30×10^9$/L 的 B-ALL、WBC>$100×10^9$/L 的 T-ALL 归为高危组,年龄>35 岁也被认为是高危疾病。近期 MRC/ECOG 发表的文章强调了其他的细胞遗传学高危组,包括 t(4;11),t(8;14),低亚二倍体,近三倍体以及复杂核型。然而,除了以上疾病相关危险因素,一些预后因素也需要用来评价 HSCT 过程本身的风险,例如患者年龄,供者特征,HLA 相合程度等。对危险因素进行综合评估,有助于更准确地确定移植适应证,对机体合并症的评估也有助于决定预处理方案的强度。第一次巩固化疗后 MRD 的监测为制定 HSCT 的适应证提供了新的重要手段。即使是高危 ALL 患者,只要不具备恶性程度最高的特征(WBC>100,pre/pro/成熟 T 表型,极高危细胞遗传学),如果 MRD 阴性,即使不进行 allo-HSCT,也可以从化疗中获益。

根据 EBMT 和 CIBMTR 的登记,成人 ALL CR1 期行 HLA 相合同胞供者 allo-HSCT 整体生存率大约 50%。累计复发率和非复发相关死亡率(NRM)都在 25% 到 30% 之间。对于没有合适的同胞供者的成人 ALL,无关供者可也可选择。CR1 患者生存率 40%～45%,与相合同胞移植相比复发率较低,而 NRM 较高(30%～40%)。

所有 CR2 及更晚期患者都是 allo-HSCT 的适应证,这一点已形成共识。它包括分子学复发,即 MRD 重新升至 10^{-4}～10^{-3} 以上。在进展期 ALL,根据是否有供者和患者整体状况,也可考虑进行实验性 allo-HSCT。在 CR2 或更晚期患者，HLA 相合无关供者 allo-HSCT 由于有较高的复发率和 NRM（约 45%），长期生存率约为 28%。由于支持治疗的改善，HLA 配型技术的改进，更优的供者选择，无关供者 allo-HSCT 的疗效有望在不久的将来得到进一步提高。

在前伊马替尼时代，Ph(+)ALL 患者由于强烈化疗效果不佳，往往选择 allo-HSCT。目前大多数 Ph(+)ALL 患者以伊马替尼或者其他酪氨酸激酶抑制剂（TKI）作为一线治疗。TKIs 治疗可提高 CR 率，为那些以 allo-HSCT 为唯一治愈方法的患者提供更大机会进行移植。

(四)自体 HSCT(auto-HSCT)的地位

大剂量化疗后进行 auto-HSCT 也被认为可作为一种治疗选择。大多数随机研究未发现化疗与 auto-HSCT 之间存在差异，对比研究显示 auto-HSCT 效果差于 allo-HSCT。根据得到的数据，在 CR1 进行 auto-HSCT 的患者总体生存率约 40%。Auto-HSCT 的主要问题在于复发率较高，因此，移植后的维持治疗正在尝试进行，被认为有一定益处。中国医学科学院血液病医院随访成人 ALL 的 auto-HSCT 长期 OS 可达 60%~70%，较好的疗效与移植后积极的维持治疗有关。最近，尽管根据 EBMT 的建议 auto-HSCT 在成人 ALL 的治疗中仍有待发展，但这种治疗策略已经重新引起一些研究者的兴趣，尤其对那些 MRD 阴性的患者（指的是患者和自体干细胞同时 MRD 阴性）。

二、急性髓性白血病造血干细胞移植适应证

对于初次或再次缓解的急性髓性白血病（AML），allo-HSCT 是一种有效的巩固治疗方法。与化疗相比，allo-HSCT 具有独特的 GVL 效应，但需要注意的是，虽然 allo-HSCT 可以明显减少白血病的复发率，但大剂量放化疗和供受者 HLA 不匹配导致的移植后并发症，以及相对较高的移植相关死亡率（TRM）使其实际疗效受到影响，因此目前 allo-HSCT 仍限于复发风险较高的 AML 患者。如何选择适合移植的患者、进一步优化预处理方案、选择合适的干细胞类型以及提高支持治疗的水平是进一步提高 allo-HSCT 疗效的关键。

CR1 的细胞遗传学和分子学预后中等组和预后不良组 AML 的复发率高达 50%~80%，而且复发后再诱导缓解率很低，作为一线巩固治疗方案，allo-HSCT 对于减少这一类患者的复发率最有帮助，可以显著提高无病生存率（DFS），因此对于所有预后中等和年龄低于 60 岁的预后不良组 AML，都应该将 HLA 完全相合的亲缘供者 allo-HSCT 作为首选治疗方案。首次缓解的预后良好组 AML 复发率低于 35%，因此这些患者不宜选择 allo-HSCT。对于再次缓解的预后良好、预后中等和年龄低于 60 岁的预后不良组 AML，虽然 allo-HSCT 的 TRM 和复发率有所增加（分别为 25%~35% 和 40%~45%），但是如果条件允许，仍建议选择 allo-HSCT，这是改善此类患者预后的最佳方案，如果没有 HLA 完全相合的亲缘供者，可以将 HLA 相合的无关供者作为第二选择。对常规化疗（包括大剂量阿糖胞苷）耐药的难治性 AML 通常预后较差，近年来的研究结果证实，allo-HSCT 可以改善这些患者的预后，因此诱导治疗失败的难治性 AML 应选择 allo-HSCT 作为解救方案，15%~40% 患者可获治愈。

由于只有少数细胞遗传学预后良好的 AML 患者在 CR1 阶段不需要接受 allo-HSCT，因

此建议所有年龄在 56 岁以下、无明显移植禁忌证的 AML 患者在诊断后应尽早行 HLA 配型，以便在 CR1 能够及时行 allo-HSCT，以免延误最佳移植时机。外周血造血干细胞移植（PBSCT）造血重建速度较快，减少了移植后早期感染的发生率，同时具有易采集等优点，因此近年来逐渐得到广泛应用。国际骨髓移植登记处（IBMTR）的回顾性分析和另一个大系列随机对照临床研究的结果显示，PB-SCT 可以延长 CR1 以上患者的无复发生存期。虽然 PBSC 中 $CD3^+$ T 淋巴细胞的数量是骨髓中的 10 倍，但移植后急性 GVHD 的发生率并没有增加，同时应用粒细胞集落刺激因子（G-CSF）动员可以使供者 T 淋巴细胞向 Th2 型细胞转化，从而减少 Th1 型细胞因子的释放，可能会减少急性 GVHD 的发生。但 PBSCT 后慢性 GVHD 的发生率增加，可能会影响长期生存患者的生活质量，这一点在选择时应加以重视。

三、慢性髓性白血病造血干细胞移植适应证

对于慢性髓细胞白血病（CML），allo-HSCT 曾经是一线而且是唯一的治愈手段，但 TKI 的出现给 CML 治疗选择带来新问题：一方面大部分 CML 患者移植后可得到治愈，获得持久的分子生物学缓解，但 allo-HSCT 本身的缺陷如：患者年龄限制、HLA 限制、TRM、CVHD 以及继发肿瘤、内分泌失调、白内障等晚期并发症限制了其更广泛应用；另一方面格列卫可以避免上述缺陷，并取得相当高的遗传学缓解率。长期随访结果显示，格列卫可以使近 60% 的患者疾病得到长期有效控制，甚至一小部分患者即使停药也没有复发。但是仍有部分患者对格列卫耐药或不能耐受（30%～40%）。这些患者中，约 50% 换用第二代 TKI 仍然有效，因此，对于 CML 慢性期患者，目前包括 NCCN 在内的诸多治疗推荐中，allo-HSCT 已经从一线治疗变为二线治疗，主要用于 TKI（包括格列卫和第二代 TKI）耐药或不能耐受的患者。但是由于 aUo-HSCT 目前仍然是治愈 CML 的唯一手段，而且近年来 allo_HSCT 的疗效也在不断提高，因此目前对初治 CML 的治疗选择仍存争议。

EBMT 推荐对于有全相合同胞或无关供者的 CML 慢性期或加速期患者，allo-HSCT 仍可做为标准的治疗手段，决定一个 CML 患者是否接受 allo-HSCT 需要从以下两方面考虑：①根据 EBMT 积分系统，患者接受 allo-HSCT 的风险有多少（EBMT 风险积分 0～2 分患者长期生存率约为 85%，可以选择 allo-HSCT 作为首选治疗）；②患者对第一代或第二代 TKI 的治疗反应如何。对所有患者进行试验性格列卫治疗，然后在治疗后 3～6 个月内密切观察细胞遗传学和分子生物学反应，如果反应良好，继续原方案治疗，如果治疗失败（治疗 3 个月 Ph 染色体阳性率 >65%、6 个月 >35%、12 个月 >5%）则立即进行 allo-HSCT。对于 BCR-ABL 非依赖性格列卫耐药的 CML，仍应将 allo-HSCT 作为首选。但事实上，在发展中国家，由于 allo-HSCT 费用相对较低，目前仍为 CML 的首选治疗措施。

四、骨髓增生异常综合征造血干细胞移植适应证

尽管近年来骨髓增生异常综合征（MDS）的治疗有所进展，但 allo-HSCT 依然是治疗 MDS 的最有效手段。MDS 同胞相合异 allo-HSCT 的 DFS、NRM 及复发率均明显低于自体移植。诸如 RA 或 RARS 的 MDS 较轻类型患者，可以从 allo-HSCT 中获得最大的收益，他们中间半数以上可以获得长期 DFS，相比较而言，RAEB 由于较高的复发率获益较小。EBMT

和 IBMTR 的大样本研究表明年龄和原始细胞数量是影响生存率的独立危险因素。依据 IPSS 评分中的染色体核型危险度分组,EBMT 统计得出,高中低危患者的生存率依次降低,而高危组的复发率高于中低危组。故染色体核型也是影响复发率和生存率的独立预后因素。这表明,IPSS 评分不仅可以评价未曾接受治疗的 MDS 患者,也可以评估行 allo-HSCT 患者的预后。EBMT 登记处的统计结果表明,校正年龄和疾病状况因素后,MDS 患者 HLA 相合同胞供者移植与无关供者移植的生存率无显著差异。且 EBMT 对比 CR1 期移植发现,尽管 NRM 相对较高,但无关供者移植的复发率较低(240/0 yS62%)。无关供者移植的成功有赖于高分辨 HLA-A、B、C 和 DRBI 位点的相合程度。

五、获得性再生障碍性贫血造血干细胞移植适应证

HLA 相合的同胞供者 allo-HSCT 作为治疗重型再生障碍性贫血(SAA)的一线治疗手段,年龄<20 岁者 5 年 OS 可达 88%,20～50 岁者 72%,而>50 岁者为 43%。与免疫抑制剂治疗(IST)相比,OS 及 FFS 高,复发率低,且生活质量亦较好。目前已有 30 年 OS 高达 82% 的报道。对于初次 allo-HSCT 治疗失败的病例,行第二次 allo-HSCT 的 8 年 OS 亦达 58.4%。因此对于年龄<40 岁,有匹配同胞供者的 SAA/VSAA 应首选相合的同胞供者 allo-HSCT (注:EBMT-SAASP 已将年龄放宽到 50 岁)。而对于以下情况者应首选 IST:输血依赖的 NSAA;年龄>40 岁;年龄<40 岁但无匹配的同胞供者。

首次 IST 治疗失败,如有匹配的无关供者且年龄<50 岁者,应推荐行相合的无关供者 allo-HSCT。对于 50～65 岁者,如身体一般状况良好,亦可考虑无关供者 allo-HSCT(EBMT 建议 65 岁以下者均应行无关供者 allo-HSCT)。鉴于无关供者 allo-HSCT 的疗效逐年增高,尤其在儿童及青少年中获得很大突破,已经有作者建议对于儿童及青少年初诊的 SAA/VSAA,可以将无关供者 aLIo-HSCT 作为一线治疗替代 IST,但目前尚缺乏大规模临床试验证实,故目前大部分指南仍将无关供者 allo-HSCT 列为 IST 治疗失败后的挽救治疗。应首选匹配的无关供者(HLA-A、B、C 和 DR 位点 8/8,或 HLA-A、B、C、DR、DQ 位点 10/10 相合)。EBMT 的资料显示,若改进预处理方案(如加入低剂量 TBI 2Gy)7/8 位点相合者,移植疗效亦较理想。

由于首次 IST 的反应一般需 3～6 个月,所以对 IST 失败的病例行无关供者 allo-HSCT 的确切时机尚无定论。鉴于移植距诊断时间>2 年者,其 TRM 明显增高,一些指南建议首次 IST 治疗 6 个月若无效即可考虑行无关供者 allo-HSCT。

六、Fanconi 贫血造血干细胞移植适应证

Allo-HSCT 是治疗 Fancoru 贫血(FA)的唯一有效手段,虽然不能改变患者其他脏器组织 DNA 修复功能缺陷,但可以恢复造血功能、避免 MDS、AML 等恶性血液病的发生。

全相合同胞供者移植是 FA 的首选移植方式,5 年 OS 可达 80%～90%。但对于缺乏同胞供者的患者,无关供者、脐带血等替代供者移植亦可作为备选方案。存在以下情况者建议行全相合同胞供者 allo-HSCT:①明显的造血功能衰竭($Hb<90g/L$,$PLT<40×10^9/L$,$N<1.0×10^9/L$);②输血依赖者;③具有向 MDS 转化的高风险人群如:持续存在或逐渐增加的某些

细胞遗传异常(3q26q29 或-7/7q-)或骨髓中幼稚细胞比例＞5％;④已转为 AML 者。存在以下情况且无全相合同胞供者可以考虑行无关供者、脐带血或半相合 allo-HSCT:①严重的骨髓造血衰竭(Hb＜ 80g/L,PLT＜20×10⁹/L,N＜0.5×10⁹/L);②具有高度向 MDS 转化风险者;③已转为 AML 者。

第五节　自体造血干细胞移植

一、自体造血干细胞移植诊断

(一)目的
确立自体造血干细胞移植一般诊疗的标准操作规程,确保患者诊疗的正确性和规范性。

(二)范围
接受自体造血干细胞移植的患者的诊疗。

(三)参考依据
(1)Haematopoietic Stem CeU Transplantation,The EBMT Handbook 5ᵗʰ Edition

(2)Thomas Hematopoietic Cell Transplantation,4thEdition

二、恶性血液病自体造血干细胞移植适应证

(一)急性髓系白血病(AML)
根据起病时细胞遗传学、分子生物学特征以及对诱导化疗的反应将 AML 的预后分为高、中、低危。处于缓解期的高危组患者符合以下特点可以考虑接受自体造血干细胞移植:老年患者(年龄≤65 岁)、APL-第二次分子学缓解期、无同胞或相合无关供者的年轻患者。

(二)急性淋巴细胞白血病(ALL)
根据起病时年龄、细胞遗传学、分子生物学特征以及对诱导化疗的反应将 ALL 的预后分为高、中、低危。无同胞或相合无关供者的高危组 CR1 年轻患者、CR2 患者。

(三)恶性淋巴瘤
1.高度恶性非霍奇金淋巴瘤(如弥漫大 B 细胞淋巴瘤、外周 T 细胞淋巴瘤等)

CRI 期年轻患者(≤60y)、复发或难治性患者经挽救化疗后获得缓解者(≤60y)。

2.低度恶性非霍奇金淋巴瘤(如滤泡淋巴瘤)

复发或 CR2/CR3 期进展期患者。

3.霍奇金淋巴瘤

难治性或 CR2 期患者。

(四)多发性骨髓瘤
65 岁以下、临床状态 2 分以下、肾功能正常的患者可以采取大剂量化疗＋自体造血干细胞移植治疗。

三、移植前准备

(一)移植前化疗和造血干细胞采集

(1)获得血液学完全缓解后,巩固化疗 2～4 疗程。

(2)采集造血干细胞,其中外周血单个核细胞 $(3～5)×10^8/kg$ 体重或骨髓有核细胞数 $(1～3)×10^8/kg$ 体重、CD34＋细胞数 $≥2×10^6/kg$ 体重。

(3)移植前骨髓及采集物均达到分子学缓解或(无重现性分子遗传学特征者)血液学缓解。

(二)患者评估

1.移植前讨论

进行仔细的移植前讨论,核实诊断、适应证与禁忌证,并再度核实患者及家属意见。

2.患者详细病史及体检

(1)核实诊断:包括病理、细胞遗传学、分子标记、疾病进程以及髓外疾病的部位等,最好有确诊时的病理及骨髓标本。

(2)原有疾病治疗史:包括化疗方案及治疗反应等,注意有无放射治疗史。

(3)其他疾病史:心、肺、肝、肾、神经精神、疱疹、水痘等病史。

(4)输血史。

(5)药物过敏或易感史。

(6)Karnofsky 评分。

(7)女性患者:妊娠史、月经史及是否上环。

(8)男性患者:病变有无侵犯睾丸及治疗史。

(9)外周血和骨髓冷冻保存的相关数据(必要时)。

(10)全面体检,特别注意口腔、肛周等处有无病灶。

3.患者检查计划

(1)常规:血常规、血型、尿常规、便常规＋潜血。

(2)骨髓:骨髓分类;骨髓病理活检;染色体核型(必要时行荧光原位免疫杂交);标志癌基因;P170,MDR1(必要时);干细胞培养。

(3)溶血全套:血浆游离血红蛋白、结合珠蛋白、血红蛋白 A2、血红蛋白 F 测定、Ham 试验、Coombs 试验。

(4)生化:肝肾功能;电解质六项;乳酸脱氢酶及同工酶;心肌酶谱;血脂全套;铁四项、铁蛋白、$β_2$-MG;24 小时内生肌酐清除率;内分泌功能,包括甲状腺功能、糖耐量、激素四项。

(5)凝血八项。

(6)免疫学:循环免疫复合物、抗核抗体;ENA 抗体谱;风湿三项,包括补体、类风湿因子和抗链球菌溶血素、C 反应蛋白;免疫球蛋白定量;免疫细胞亚群;病毒全项;巨细胞病毒(CMV) DNA-PCR;肝炎全项,包括乙肝两对半、甲肝抗体、丙肝抗体,若抗原(＋),则需进一步查相应 HBV-DNA 或 HCV-RNA;免疫缺陷病毒抗体;梅毒螺旋体抗体。

(7)PPD 试验。

(8)特殊检查：头胸腹部 CT、腹部 B 超、动态心电图（Holter）、肺功能、血气分析、心脏彩超。

(9)眼、耳鼻喉、口腔科会诊(尽早清除感染病灶)。

(10)多部位细菌、真菌培养(咽、肛周)。

(11)女性患者戴避孕环的提早取环。

（三）移植前需完成的图表

(1)移植日程表。

(2)移植赞同书签字。

(3)患者委托书签字。

(4)供者骨髓/外周血干细胞采集赞同书签字。

四、移植

（一）预处理方案

1.急性白血病

(1)含 TBI：

TBI	8Gy(肺<7Gy)
Cy	50mg/kg×2d
Flu	30mg/m²×3d
Ara～C	2g/m²×3d

(2)不含 TBI：

Bu	3.2mg/kg×3d
Cy	50mg/kg×2d
Flu	30mg/m²×3d
Ara-C	2g/m²×3d

2.恶性淋巴瘤

(1)BEAM 方案：

BCNU	300mg/m²
VP-16	150～200mg/m²×4d
Ara-C	200～400mg/m²×4d
Mel	140mg/m²

(2)CBV 方案：

BCNU	100～200mg/m²×3d
VP-16	250～800mg/m²×3d
Cy	1.2～1.8g/m²×4d

3.多发性骨髓瘤

Mel	140～200mg/m²

(二)肝静脉闭塞病(VOD)的预防

(1)肝素 12.5mg,H,q12h,-9 天开始,PLT<50×10⁹/L 时停用。

(1)肝素 12.5mg,H,q12h,-9 天开始,PLT$<50\times10^9$/L 时停用。

(2)丹参 10ml,iv,q12h,-9 天开始,PLT$<20\times10^9$/L 时停用。

(3)熊去氧胆酸 12mg/(kg·d),分两次餐中口服,预处理前两周到+90d。

(三)卡氏肺孢子菌病的预防

复方新诺明(SMZco),lg,bid,连用 7d,移植前 2 两周内完成。

(四)巨细胞病毒(CMV)疾病的预防

采用更昔洛韦或膦甲酸钠更昔洛韦,250 mg,ivgtt,bid,连用 7d,移植前 2 两周内完成;膦甲酸钠,3g,ivgtt,bid,连用 7d,移植前 2 两周内完成。

(五)造血干细胞输注

(1)冻存细胞经 37C 水浴箱快速解冻。每袋细胞在 10min 内快速输注。

(2)观察生命体征。

(3)输注前骨髓检查形态学、免疫学、分子生物/细胞遗传学、干细胞培养。

(4)回输物检测:CD34⁺细胞计数、干细胞培养、淋巴细胞亚群。

五、移植后维持治疗及检查评价

(一)移植后实验室检查

1.造血指标

定期血常规、骨髓形态学、干细胞培养。

2.免疫功能

定期淋巴细胞亚群、细胞因子、免疫球蛋白定量。

3.微小残留病

骨髓形态学、分子遗传学、M 蛋白、β_2-MG。

4.感染

定期影像学、超声检查,必要时肺功能检查、血气分析。①病毒:肝炎病毒免疫、CMV-DNA、EBV-DNA、HSV-Ig、HIV-lg;②真菌:血培养、G 试验、GM 试验;③细菌:血培养、可疑部位培养。

5.生化指标

定期电解质、肝肾心功能、血脂、血糖、铁代谢。

6.其他

定期检测原癌/抑癌基因、超声波、MRI 等,监测第二肿瘤的发生。

(二)移植后维持化疗

1.急性髓系白血病

常规无需维持化疗。

2.急性淋巴细胞白血病

造血重建后开始维持化疗,方案包括 VTCP/VP、MM 等,疗程 1.5~2 年;Ph(+)ALL 给予酪氨酸激酶抑制剂,疗程 6～12 月。

(1)VTCP/VTP 方案:

长春新碱(VCR)	2mg,第 1、8 天
吡柔比星(THP)	40mg,第 1、8 天
泼尼松(Pred)	40～60mg,第 1～14 天
环磷酰胺(Cy)	400～600mg/m² 第 1 天

(2)VP 方案:

长春新碱(VCR)	2mg,第 1、8 天
吡柔比星(THP)	40mg,第 1、8 天
泼尼松(Pred)	40～60mg,第 1～14 天

(3)MM 方案:

甲氨蝶呤(MTX)	15～20mg/m²,第 1、8 天
巯嘌呤(6-MP)	60mg/m²,第 1～14 天

3.恶性淋巴瘤

恶性程度高的淋巴瘤如外周 T 细胞淋巴瘤可以给予类似急性淋巴细胞白血病的维持化疗;弥散大 B 细胞淋巴瘤给予抗 CD20 单克隆抗体维持治疗。

4.多发性骨髓瘤

低危患者给予干扰素、沙利度胺或二膦酸盐类药物维持治疗;高危患者有条件者可在自体移植半年后给予异基因造血干细胞移植。

第七章 儿科白血病

第一节 儿童急性早幼粒细胞白血病

一、儿童急性早幼粒细胞白血病诊断

(一)目的

确立儿童急性髓系白血病一般诊疗的标准操作规程,确保患儿诊疗的正确性和规范性。

(二)范围

适用儿童急性早幼粒细胞白血病(ICD-10:M9866/3)的诊疗。

(三)诊断要点与依据

1.诊断依据

(1) World Health Organization Classification of Tumors. Pathology and Genetic of Tumors of Haema-topoietic and Lymphoid Tissue.(2008).

(2)《血液病诊断及疗效标准》第三版,科学出版社。

2.临床表现

不能用感染解释的发热;早期即可出现贫血,随病程进展贫血可进行性加重,可出现与贫血相关的临床症状,如面色苍白、乏力、心悸等;常以出血为首发症状,常见的出血部位为皮肤、黏膜,偶有颅内及消化道的致命性出血。白血病细胞大量增生,使骨髓腔内压力增高或浸润破坏骨皮质引起骨痛;白血病细胞可浸润多脏器引起相应的临床症状和体征,如肝、脾及淋巴结肿大。

3.实验室检查

(1)血常规:可有不同程度的贫血,多为正细胞正色素性贫血;约半数以上患儿血小板计数<50×10g/L;外周血白细胞计数在(1~500)×10^9/L,约 20%患儿诊断时白细胞计数>100×10^9/L。外周血中幼稚细胞比例不定,低白细胞者周血中可无幼稚细胞。

(2)细胞形态学:骨髓增生程度多为活跃及明显活跃,骨髓中以多颗粒的早幼粒细胞为主,>30%。胞质粗黑颗粒,常覆盖细胞核,核不规则,呈折叠或肾形,含束捆状 Auer 小体,MPO 强阳性。M3v 的形态学特征是细胞呈双叶状或胞质呈肾形,细胞质内以细颗粒为主。与典型的 M3 型细胞一样,MPO 和 SBB 强阳性。M3v 与 M3 型细胞的免疫表型也完全相同,且具有相同的染色体异常 t(15;17)。

(3)流式细胞术免疫学分型:APL 免疫学分型特点 HLA-DR 阴性,均一性 CD33$^+$,CD13

强弱不一,CD34 表达呈异质性。通常 CD14⁻、CD15⁻,可以 CD34⁻CD15⁻/C D34⁻CD15⁺/CD34⁺CD15⁻。单一群体细胞 CD34CD15 表达异质性,结合 CD13 异质性表达,高度提示存在 PMU RARa 重排。

(4)细胞遗传学:核型分析[t(15;17)及其变异型],FISH(必要时)。

(5)分子生物学:PMU RARα 及其变异型。

(四)诊断规程

1.采集病历

(1)现病史:应包括患儿症状(贫血、出血、感染)初始时间、严重程度以及相关治疗情况。

(2)既往史、个人史:应包括疫苗接种史、家庭装修史、放射线等接触史、母亲孕期感染史及生产史,生长发育史,有无不良饮食习惯,是否有肿瘤病史以及肿瘤家族史;询问其他重要脏器疾病史。

(3)体检:应包括贫血、出血相关体征,肝、脾及淋巴结肿大情况,有无感染病灶等。

2.入院检查

(1)初诊时必要检查(含主要鉴别诊断,治疗选择相关,预后判断相关):①常规:血常规、尿常规、便常规+潜血、血型;②骨髓:骨髓分类(应包括三系病态造血的具体描述);骨髓活检病理,包括免疫组织化学染色(儿童通常在骨髓干抽取材困难时行此项检查,包括石蜡包埋同时进行骨髓病理免疫组织化学染色);全套组化;巨核细胞酶;染色体核型;流式细胞仪免疫表型分析;分子生物学:PML/RAR α 及其变异型;③生化:肝肾功能、空腹血糖;乙肝五项、丙肝抗体、甲肝抗体、电解质六项;乳酸脱氢酶及同工酶;心肌酶谱;④其他:免疫球蛋白定量;淋巴细胞亚群;凝血八项,蛋白 S,蛋白 C;心电图、X 线胸片/肺 CT、腹部 B 超、头 CT;眼底、口腔、耳鼻喉检查;脑脊液检查,包括压力、常规、生化、β₂-微球蛋白,流式细胞术微小残留病变检测(第一次腰穿时和疑诊中枢神经系统白血病时)。

(2)初诊时需要检查(与鉴别诊断相关):骨髓,包括电镜形态及免疫组织化学(MPO、PPO)和髓外浸润(病理活检及免疫组化)。

(3)入院时可选检查:①骨髓:必选项目,如 NPM1 突变、c-Kit 突变、IDH1 突变、WT1 突变表达水平、FLT3/ITD、FLT3/TKD;可选项目(根据患者个体情况选择),如 CEBPA 突变、RUNX1 突变;白血病综合药敏;P170 蛋白(耐药免疫表型);mdrl(多药耐药基因);②其他:胆固醇、三酰甘油;免疫学;细菌、真菌培养+药敏;入院时常规送鼻、口、肛周、痰培养及感染部位分泌物培养(需要);住院中体温大于 38.5CC,持续 2 天以上,非感染原因难以解释送可疑部位分泌物培养;患儿第一次发热及有畏寒、寒战者留取血培养,并送可疑部位分泌物培养。

3.诱导治疗期检查

疗程结束后 15～21 天,复查骨髓分类,同时监测 MRD(以流式细胞术检测或以 PCR 检测有异常分子生物学表达者)。复查出凝血。

4.缓解后治疗期检查

(1)每次化疗前行骨髓穿刺分类及融合基因检测,此后定期查 FISH、融合基因。

（2）若有初诊时染色体核型异常及其他分子生物学标志物（如 FLT3 及 NPM1 异常等），复查至正常。

（3）若有初诊时 GPI 锚蛋白异常，复查至正常。

（4）缓解后复查免疫球蛋白定量。

（5）淋巴细胞亚群于缓解后、3、6、12、18、24 个月复查。

（6）采用流式细胞仪监测微小残留病变（注明治疗前特点）。

5.复发后检查

（1）骨髓分类。

（2）染色体核型。

（3）流式细胞术免疫表型。

（4）FLT3/ITD，FLT3/TKD。

（5）多药耐药基因（mdrl）、多药耐药表型（P170）、白血病综合药敏。

（6）外周血淋巴细胞亚群。

（7）免疫球蛋白定量。

二、选择治疗方案的依据

根据《急性早幼粒细胞白血病（APL）治疗的专家共识》（中华医学会血液学分会白血病学组）及卫生部《儿童急性早幼粒细胞白血病临床路径》。

具体方案及药物如下：

1.诱导治疗

全反式维 A 酸（ATRA）联合三氧化二砷（ATO）（图 8-1）

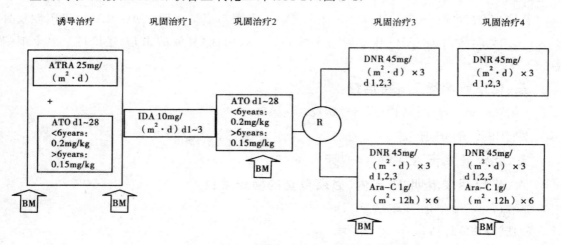

图 8-1　儿童急性早幼粒细胞白血病治疗流程图

ATRA：25mg/（m² · d）×28～40 天。

ATO：0.2mg/（kg · d）×28 天（<6 年：0.2mg/kg；>6 年：0.15mg/kg）。

可根据治疗过程中白细胞数量变化适量加用高三尖杉酯碱（HHT）、羟基脲等细胞毒药物。（见附件 1：几点说明）

2.缓解后巩固治疗,可供选择的方案如下(图8-1)

(1)单用去甲氧柔红霉素(IDA):10mg/(m^2·d)×3天。

(2)单用ATO:0.2mg/(kg·d)×28天(<6年:0.2mg/kg;>6年:0.15mg/kg)。

(3)单用柔红霉素(DNR):DNR 45mg/(m^2·d)×3天。

(4)DA方案:DNR 45mg/(m^2·d)×3天。

Ara-C 1g/m^2,q12h×6。

3.中枢神经系统白血病(CNSL)的防治

缓解时行腰穿及鞘内注射1次,以筛查CNSL。若无异常,则初诊WBC<10×10^9/L的患儿不再行腰穿。而初诊WBC>10×10^9/L的患儿至少行腰穿及鞘注4次。复发的患儿(骨髓及分子生物学)常规行腰穿及鞘内注射1次,以筛查CNSL。确诊CNSL则每周行腰穿及鞘注1次(至少4次),直至脑脊液正常。鞘注方案如下:

MTX:<12个月6mg,12~36个月9mg,>36个月12.5mg

Ara-C:<12个月15mg,12~36个月25mg,>36个月35mg

DXM:<12个月2.Smg,12~36个月3mg,>36个月5mg

4.其他

缓解后维持治疗,序贯应用ATRA、6-巯基嘌呤(6-MP)+甲氨蝶呤(MTX)方案,共18个循环。

ATRA 25mg/(m^2·d)x14天

MTX 20mg/m^2,第15、22天

6-MP 100mg/(m^2·d),第15~28天

若诱导治疗失败(ATRA用至60日未缓解)、巩固治疗结束后PMU RARα仍阳性及骨髓/分子遗传学(PMU RARα在2周内连续检测2次阳性)复发的患儿,建议行造血干细胞移植。

三、化疗前准备及支持治疗

见第一章第一节急性白血病诊疗常规。

四、PlCC的护理

五、化疗开始于入院第3~5天

六、化疗后恢复期21天内,必须复查的检查项目

(1)血常规、血生化、电解质。

(2)脏器功能评估。

(3)骨髓检查(如21天时血象仍处于恢复过程中,可延长至出院日之前)。

(4)微小残留病变检测(有条件时)。

七、化疗中及化疗后治疗

1.感染防治

参见第一章第七节血液科抗生素使用原则。

2.脏器功能损伤的相应防治

参见第一章第一节急性白血病诊疗常规,并遵循儿童补液原则。

3.成分输血

参见第一章第一节急性白血病诊疗常规。

4.造血生长因子

参见第一章第一节急性白血病诊疗常规。

八、出院标准

(1)一般情况良好。

(2)没有需要住院处理的并发症和(或)合并症。

附件1:几点说明

(1)本方案应用于 APL 的儿童。

(2)诱导治疗后,在血常规检查结果中白细胞、血小板计数正常后行骨穿检查,评价疗效。诱导治疗的时间最长到 60 天,若行骨穿检查未缓解,则加用化疗。

(3)若诱导时出现维 A 酸(砷剂)副作用,经相应处理(加用 DXM,脱水剂,镇痛药等)仍不能耐受,可在(副)主任医师指导下将维 A 酸(砷剂)减量或停用,待原症状、体征消失或(副)主任医师指导下恢复原剂量。

(4)诱导治疗中,若白细胞计数 $>10\times10^9/L$ 则开始加用 HU。若仍不能控制,加用 HHT。

(5)PLT 维持在 $50\times10^9/L$ 以上,纤维蛋白原维持在 $1\sim1.5g/L$ 甚至更多。有肺部症状:咳嗽,胸痛,呼吸困难等,行肺 CT 检查。砷剂应用过程中(尤其前 2 周)注意心脏症状:心悸,心律紊乱,心动过缓等,必要时查 ECG,Holter,心电监护。

(6)患者第一年缓解后每个疗程复查融合基因及 FISH,第二年可每三至六月复查融合基因及 FISH,第三年可每六月复查融合基因及 FISH。

第二节 儿童急性淋巴细胞白血病

一、儿童急性淋巴细胞白血病诊断

(一)目的

确立儿童急性淋巴细胞白血病一般诊疗的标准操作规程,确保患儿诊疗的正确性和规范性。

(二)范围

适用儿童急性淋巴细胞白血病患儿的诊疗。

(三)诊断要点及依据

1.诊断依据

(1) World Health Organization Classification of Tumors. Pathology and Genetic of

Tumors of Haema-topoietic and Lymphoid Tissue(2008)。

(2)《血液病诊断及疗效标准》(第三版,科学出版社)

(3)CCLG-2008 协作组方案。

2.临床表现

不能用感染解释的发热、皮肤出血点、淤斑、倦怠、乏力、面色苍白等症状,不明原因的骨、关节疼痛。

3.实验室检查

(1)血常规:白细胞增加或减少,血红蛋白正常或减少,血小板正常或减少。白细胞分类可见淋巴细胞比例增高,原始及幼稚淋巴细胞的比例多在 20% 以上,部分病例外周血无原始及幼稚细胞;外周血白细胞计数大于 $10 \times 10^9/L$ 者,分类中原始及幼稚淋巴细胞比例常大于 30%。

(2)细胞形态学:骨髓增生程度多为活跃、明显活跃甚至极度活跃,部分病例骨髓增生减低。骨髓增生减低者多伴有骨髓纤维化或由于白血病细胞过度增生导致骨髓"干抽",应进行骨髓活检或行胸骨穿刺检查以明确诊断。骨髓有核细胞分类原始和幼稚淋巴细胞>25%即可诊断本病。粒系、红系及巨核系细胞增生受抑。少数情况下,白血病细胞可能在骨髓内增生不均一。如临床症状符合 ALL,而骨髓象不支持,需多部位骨髓穿刺进行证实。非霍奇金淋巴瘤累及骨髓,原始和幼稚淋巴细胞>25%时,应诊断为 ALL,并按 ALL 进行分型和治疗。细胞组织化学染色:ALL 的过氧化物酶(POX)染色和苏丹黑(SB)染色阴性;糖原(PAS)染色(±)~(+++);酸性磷酸酶(-)N(±),T-ALL 时酸性磷酸酶呈阳性反应,酶型为块状或颗粒状;非特异性酯酶阴性。

(3)流式细胞术免疫学分型:免疫学分型特点(表 7-1,表 7-2)。

(4)细胞遗传学:细胞遗传学特征(表 7-3)。

(5)分子生物学:分子遗传学特征(表 7-3)。

表 7-1　急性 B 细胞型淋巴细胞白血病免疫表型特征

型别	HLA-DR	CD19	CD10	Cyμ	SmIg
Ⅰ(早期前 B)	+	+	-		-
Ⅱ(普通 B)	+	+	+		-
Ⅲ(前 B)	+	+	+	+	-
Ⅳ(成熟 B)	+	+	+		+

表 7-2　急性 T 细胞型淋巴细胞白血病免疫表型特征

型别	HLA-DR	CD7	CD5	CD2	CD3	CD4	CD8	CD1	CyCD3
Ⅰ	-	+	+	+	-	-	-	-	+
Ⅱ	-	+	+	+	-	+	+	+	+
Ⅲ	-	+	+	+	+	+/-	+/-	-	+

表 7-3　急性淋巴细胞白血病细胞遗传学及分子遗传学特征

分型	细胞遗传学	分子遗传学
急性前体 B 淋巴细胞白血病	t(9;22)(q34;q11)	BCR/ABL
	t(v;11q23);	AF4/MLL 重排
	t(1;19)(q23;p13)	PBXI/TCF3(E2A)
	t(12;21)(p12;q22)	ETV6(TEL)/RUNXl(AMLl)
急性前体 T 淋巴细胞白血病	t(1;7)(p32;q35)	
	t(1;14)(p32;q11)	TALl/TCRB
	t(1;14)(p34;q11)	TALl/TCRA
	t(7;7)(p15;q11)	LCK/TCRD
	t(7;9)(q34~35;q32)	TCRC
	t(7;11)(q35;p13)	TCRB/TA12
	t(7;14)(q34~35;q11)	TCRB/LOM2
	t(7;19)(q34~35;p13)	TCRB/TCRD
	t(8;14)(q24;q11)	TCRB/LYL1
	del(9p),t(9p)	MYC/TCRA
	t(10;14)(q24;q11)	CDKN2A
	t(11;14)(p13;q21)	HOX11/TCRA
	t(11;14)(p15;q21)	LOM2/TCRA
	inv(14)(q11;q32)	LOM1/TCRA
	inv(14)(q11;q32)	TCRA/IGH
	t(14;14)(q11;q32)	TCRA/TCL1
Burkitt 细胞白血病	t(8;14)(q24;q32)	MYC/ICH
	t(2;8)(p12;q24)	ICK/MYC
	t(8;22)(q24;q11)	MYC/ICL

4.鉴别诊断要点

当血象仅表现为单一血细胞减少或全血细胞减少等情况时应与原发性血小板减少性紫癜（ITP）、再生障碍性贫血（AA）以及其他病毒感染相关的感染性疾病相鉴别。部分病例以骨、关节疼痛为首发表现，应与幼年型类风湿关节炎、其他肿瘤等疾病相鉴别。

（1）神经母细胞瘤及其他转移瘤：ALL 与神经母细胞瘤（NB）具有相似的临床表现，如骨骼疼痛、发热及全血细胞减少。儿童 NB 常有肝脏、淋巴结、骨骼浸润，骨髓浸润亦较常见。偶尔在外周血涂片可见与原始或幼稚淋巴细胞极为相似的神经母细胞瘤细胞。NB 的患儿有突眼、常为单侧，尿 VMA 水平增高，且常可找到原发病灶。

（2）传染性单核细胞增多症：常有白细胞增多，肝、脾及淋巴结肿大，但血常规检查白细胞分类中无幼稚淋巴细胞，可有异型淋巴细胞。嗜异凝集试验阳性，与 ALL 容易鉴别。

（3）原发性血小板减少性紫癜（lTP）：lTP 是小儿时期的常见出血性疾病，临床上常于上呼吸道感染后出现皮肤出血点或淤斑。外周血检查为单纯血小板减少，白细胞分类多正常。部分儿童 ALL 临床表现与其相近，血象可表现为单一血小板减少。因此血细胞减少的患儿必须进行骨髓穿刺检查，以免误诊。

（4）再生障碍性贫血（AA）：儿童 AA 可表现为全血细胞减少或两系减少（血小板减少和贫血或血小板减少和白细胞减少），临床可有发热、贫血及出血，易与 ALL 混淆。临床上有 1%～2% 的 ALL 在典型 ALL 前有几天或几周的一过性全血细胞减少，骨髓增生低下，呈典型的 AA 改变，常被称为 ALL 前 AA 综合征，免疫分型多为前体 B 细胞型，也可发生于 T 细胞 ALL。在疾病进程中密切随访、通过骨髓穿刺及骨髓活检等检查可进行鉴别。

（5）幼年型类风湿性关节炎与结缔组织病：约 25% 的患儿以骨或关节疼痛起病，同时伴有不同程度的发热，白细胞增高，与幼年型类风湿性关节炎及系统性红斑狼疮（SLE）表现相似。通过白细胞分类、骨髓穿刺检查及血清的免疫学检查可做出鉴别。

（四）诊断规程

1.采集病历

（1）现病史：应包括患儿症状（贫血、出血、感染以及髓外浸润等相关症状）、初始时间、严重程度以及相关治疗情况。

（2）既往史个人史：应包括是否有肿瘤病史以及肿瘤家族史；询问其他重要脏器疾病史。应注意其母孕期间有无感染史，家庭装修史，放射线、毒物接触史，有无不良饮食习惯；疫苗接种史及输血史。

（3）体检：应包括贫血、出血相关体征，肝、脾及淋巴结肿大情况，有无感染病灶等。

2.入院检查

（1）初诊时必要检查（含主要鉴别诊断，治疗选择相关，预后判断相关）：①常规：血常规、尿常规、便常规＋潜血、血型；②骨髓：骨髓分类（应包括三系病态造血的具体描述）；骨髓活检病理，包括免疫组织化学染色；全套组化；巨核细胞酶标；染色体核型（荧光原位杂交）；流式细胞仪免疫表型分析；分子生物学，包括 TEL/AML1、MLU AF4、BCR/ABL P210、BCR/ABL P190、E2A/PBXl、SIL/TAL1、C-Myc、FLT3/ITD、FLT3/TDK；③生化：肝肾功能、空腹血糖；乙肝五项、丙肝抗体、甲肝抗体、HIV、梅毒螺旋体抗体；电解质六项；乳酸脱氢酶及同工酶；心肌酶谱；④其他：免疫球蛋白定量；淋巴细胞亚群；凝血八项，蛋白 C、蛋白 S；心电图、X 线胸片/肺 CT、腹部 B 超、头 CT；眼底、口腔、耳鼻喉检查；脑脊液检查，包括压力、常规、生化、P2-微球蛋白，流式细胞术微小残留病变检测（第一次腰穿时和疑诊中枢神经系统白血病时）。

（2）初诊时需要检查（与鉴别诊断相关）：骨髓，包括电镜形态及免疫组织化学（MPO，PPO）及髓外浸润（病理活检及免疫组化）。

（3）入院时可选检查（有必要开展的、研究相关的、可能的并发症等）：①骨髓：必选项目，如

Runxl突变、IDH1突变、WT1突变、IKZF1、CRLF2、CDKN2A/B、MLL-PTD、BAALC、EGR、MN1表达水平;可选项目(根据患者个体情况选择)有NPM1突变、c-Kit突变、CEBPα突变,可选项目如MLL、EVI1、RUNX1等相关基因异常筛查、Micro-RNA筛查;白血病综合药敏;P170蛋白(耐药免疫表型);mdrl(多药耐药基因);②其他:胆固醇、三酰甘油;免疫学;细菌、真菌培养＋药敏;入院时常规送鼻、口、肛周、痰培养及感染部位分泌物培养(需要时);住院中体温大于38.5℃,持续2天以上,非本病原因难以解释送可疑部位分泌物培养,静脉血葡聚糖试验检测;患儿第一次发热及有畏寒、寒战者留取血培养,并送可疑部位分泌物培养;③脑脊液流式细胞仪检测。

3.诱导治疗期检查

疗程第15天及33天,复查骨髓分类,同时做MRD,有异常分子标志者复查。若第33天骨髓抑制不能评判疗效者1周后复查骨髓。

4.缓解后治疗期检查

(1)化疗2个月,即标危、中危组HD-MTX第一次化疗,高危组HR-1第一次化疗时行骨髓穿刺分类、MRD(采用流式细胞仪,并注明治疗前特点)。

(2)初诊时有细胞/分子遗传学标志者进行复查。

(3)缓解后复查免疫球蛋白定量。

(4)淋巴细胞亚群于缓解后、3、6、12、18、24个月复查。

5.复发后检查

(1)骨髓分类。

(2)染色体核型。

(3)流式细胞术免疫表型。

(4)FLT3/ITD、FLT3/TKD、IKZF1、CRLF2、CDKN2A/B.

(5)多药耐药基因(Mrdl)、多药耐药表型(P170)、白血病综合药敏。

(6)外周血淋巴细胞亚群。

(7)免疫球蛋白定量。

二、治疗方案的选择

(一)化疗方案

化疗方案选择原则,年龄在0～18岁的初治患者,符合进入ALL治疗路径的患者,入组后首先进行危险度分组,具体标准见图7-2,并根据危险分组分别采用相应的治疗,详细治疗方案及流程参见图7-3。

具体化疗方案如下:

1.标危组(SR)

(1)VDLDl:疗程5周(诱导治疗)

泼尼松(Pred)60mg/(m² · d)第1～7天,从足量的25％加起,以50％～75％～100％递增逐渐加量至足量,7天内累积剂量＞210 mg/m²。

地塞米松(DXM)6mg/(m² · d)第 8~28 天,第 29 天开始减量,每 3 天减半量,9 天减完。

柔红霉素(DNR)25mg/(m² · d)第 8、15 天。

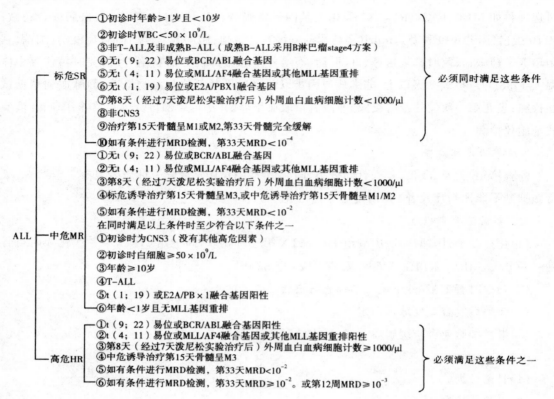

图 7-2 儿童 ALL 危险分组

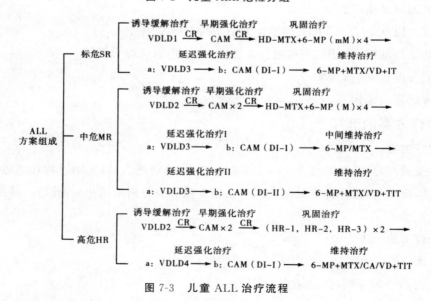

图 7-3 儿童 ALL 治疗流程

长春新碱(VCR)1.5 mg/(m² · d)第 8、15、22、29 天。

左旋门冬酰胺酶(L-ASP)5000U/(m² · d)第 8、11、14、17、20、23、26、29 天共 8 次或培门

冬酶 2500U/m²(每次最大剂量 3750U)第 8、22 天共两次。

（2）CAM:疗程 2 周

如血象恢复中,符合以下条件开始化疗:白细胞计数≥2.0×10⁹/L;粒细胞计数≥0.5×10⁹/L;

血小板计数≥50×10⁹/L。

环磷酰胺(CTX)1000 mg/(m²·d)第 1~14 天。

阿糖胞苷(Ara-C)75mg/(m²·d)第 3~7 天,第 10~13 天。

巯嘌呤(6-MP)60mg/(m²·d)po,qn,第 1~14 天。

鞘内注射 MTX 第 3、10 天。

开始给予 Ara-C 后最好不要中断,如果 Ara-C 延迟使用或中断,则也应同时停用 6-MP,减用的 6-MP 剂量应在后面补足。

（3）mM:疗程 8 周(髓外白血病预防)

肝功能 ALT/AST≤10 倍正常上限值;胆红素≤3 倍正常上限值;血象呈上升趋势:白细胞计数≥1.5×10⁹/L;粒细胞计数≥0.5×10⁹/L;血小板计数≥50×10⁹/L。

符合以上条件开始化疗

6-MP 25 mg/(m²·d),po,qn,第 1~56 天。

MTX 2g/(m²·d),24 小时静脉滴注(1/10 量于 30 分钟内给入,9/10 量持续静脉滴注 23.5 小时),第 8、22、36、50 天,共 4 次。

鞘内注射 MTX 于 HD-MTX 后 2 小时进行,第 8、22、36、50 天,共 4 次。

注意:①水化、碱化,保证尿 pH 7.0~8.0;记出入量 q12h,如入量＞出量 400ml/(m²·12h).给予呋塞米 0.5mg/kg(最大 20mg),静推;②CF 解救原则:15 mg/(m²·次),IV,3 次,42 小时按 15mg/(m²·次)解救,48 小时及以后按 MTX 血药浓度解救(具体标准见图 7-4),每 6 小时 1 次,最少解救 3 次。若 48 小时 MTX 血浓度＞5μmol/L,CF 解救剂量(mg)＝MTX(μmol/L)×体重(kg),应用依据 6 小时前 MTX 水平(即 42 小时的结果)。注意为避免高钙血症,CF 剂量应小于 20mg/kg,1 小时输注给药。

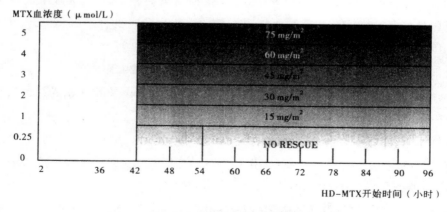

图 7-4 HD-MTX 治疗时四氢叶酸钙解救表

（4）DI：疗程 6 周（延迟强化）

DI/a（VDLD3）：

血象呈上升趋势且符合以下条件时开始化疗：白细胞计数≥2.5×10⁹/L；粒细胞计数≥1×10⁹/L；血小板计数≥100×10⁹/L。

DXM 10mg/（m² · d），第 1～7 天，第 15～21 天，无需减停。

ADM 25mg/（m² · d），iv，th，第 1、8、15 天。

VCR 1.5 mg/（m² · d）（最大每次 2 mg），iv，第 1、8、15 天。

P-ASP 2500U/（m² · d）（最大每次 3750U），im，第 1、15 天。

或 L-ASP 10000U/（m² · d）第 1、4、7、10 天。

DI/b（CAM）：

血象呈上升趋势：白细胞计数）2×10⁹/L；粒细胞计数≥0.5×10⁹/L；血小板计数 ≥50×10⁹/L。

具体方案同（2）

（5）6-MP＋MTX/VD＋1T（维持治疗）

每 8 周一个循环，共 10 个循环。

6-MP 50 mg/（m² · d），po，qn，第 1～56 天。

MTX 20 mg/（m² · d），po，第 1、8、15、22、29、36、43、50 天。

DXM 6 mg/（m² · d），第 1～5 天，第 29～33 天。

VCR 1.5 mg/（m² · d）（最大 2 mg），第 1、29 天。

MTX 鞘内注射，第 1 天 6 次（整个化疗过程中共 17 次）。

2.中、高危组（SR、HR）

（1）VDLD2：疗程 5 周（诱导治疗）

Pred 60 mg/（m² · d），第 1～7 天，从足量的 25％用起，根据临床反应逐渐加至足量 60 mg/（m² · d）（如以 50％、75％、100％递增），7 天内累积剂量＞210mg/m²。

DXM 6 mg/（m² · d），po，tid，第 8～28 天，第 29 天开始减量，每 3 天减半量，9 天减完。

L-ASP（E.Coli）5000 U/（m² · d），im/iv，第 8、11、14、17、20、23、26、29 天，共 8 次或 P-ASP 2500U/（m² · d）（最大每次 3750U），im，第 8、22 天。

VCR 1.5 mg/（m² · d）（最大每次 2mg），iv，第 8、15、22、29 天。

IDA 6mg/（m² · d），iv.第 8、15 天或柔红霉素（DNR）25mg/（m² · d）第 8、15、22、29、22、29 天。

（2）VDLD4：疗程 4 周（高危延迟强化）

DXM 10 mg/（m² · d），第 1～7 天，第 15～21 天。

ADM 25 mg/（m² · d），iv，1h，第 8、15、22、29 天。

VCR 1.5rrlg/（m² · d）（最大每次 2mg），iv，第 8、15、22、29 天。

P-ASP 2500U/（m² · d）（最大每次 3750U），im，第 8、22 天或 L-ASP（E.Coli）：5000 U/

(m² · d),im/iv,第 1、4、7、10 天。

(3)6-MP＋MTX/VD＋TIT(维持治疗):每 8 周一个循环,男 1 1 个循环,女 8 个循环。

6-MP 50 mg/(m² · d),po,qn,第 1～56 天。

MTX 20 mg/(m² · d),po,第 1、8、15、22、29、36、43、50 天。

DXM 6 mg/(m² · d),第 1～5 天,第 29～33 天。

VCR l.5mg/(m² · d)(最大 2 mg),第 1、29 天。

TIT MTX 第 1 天 6 次(整个化疗过程中共 17 次)。

(4)HR-1(高危强化治疗):ALT/AST≤10 倍正常值上限;胆红素≤3 倍正常值上限。

血象恢复中,粒细胞和血小板计数呈上升趋势:粒细胞计数≥1×10⁹/L;血小板计数≥100×10⁹/L。

符合以上条件行骨穿并开始化疗:

DXM 20 mg/(m² · d),po/iv,第 1～5 天。

VCR l.5 mg/(m² · d)(最大 2 mg/次),iv,第 1、6 天。

HD-MTX 5 g/(m² · d),iv,24h,dl,1/10 量于 30 分钟内给入,9/10 量持续静点 23.5 小时。

注意:①水化、碱化,保证尿 pH 7.0～8.0;记出入量,如 24h 入量＞出量 400mL/m²,给予呋塞米 0.5mg/kg(最大 20mg),静推;②CF 解救原则:42 小时统一按 15mg/m² 解救,48 小时及以后按 MTX 血药浓度解救(图 7-4)。

CTX 200 mg/(m² · 次),iv,th,q12h,第 2～4 天,共 5 次,HD-MTX 结束后 7h 开始给予。水化、碱化;预防出血性膀胱炎。

Ara-C 2000 mg/(m² · 次),1V,3h 以上,q12h,第 5 天,共 2 次。

从第 5 天起使用激素眼膏×2 天,预防角膜结膜炎。

大剂量维生素 B₆150 mg/m²,q12h×2d,第 5 天起预防神经毒性。P-ASP 2500U/(m² · d)(最大每次 3750U),im,第 6 天或 L-ASP(E.Coli)25000 U/(m² · d),im/iv,第 6、1 1 天。

TIT 第 1 天,HD-MTX 输注后 2h 进行。

(5)HR-2(高危强化治疗)

DXM 20 mg/(m² · d),第 1～5 天。

VDS 3mg/(m² · d)(最大 5mg),IV,第 1、6 天。

HD-MTX 5g/(m² · d),iv,24h,第 1 天。

IF0 800 mg/(m² · 次),iv,q12h,第 2～4 天,共 5 次。HD-MTX 结束后 7h 开始。

水化、碱化;预防出血性膀胱炎。

P-ASP 2500U/(m² · d)(最大每次 3750U),im,第 6 天或 L-ASP(E.Coli):25000 U/(m² · d),im/iv,第 6、11 天。

DNR 30 mg/(m² · d),iv,第 5 天。

TIT 第 1 天,HD-MTX 输注后 2h。

CNS3 在 d5 增加 1 次三联鞘注。

（6）HR-3（高危强化治疗）

DXM 20 mg/(m² · d)，第 1～5 天。

HD-Ara-C 2000 mg/(m² · 次)，iv，3h，q12h×4 次，第 1、2 天。

从第 1 天开始水化，6 天以上。

从第 1 天起使用激素眼膏×3 天，预防角膜结膜炎。

大剂量维生素 B₆ 150 mg/m²，q12h×3 天，第 1 天起预防神经毒性。

VP-16 每次 100 mg/m²，IV，th 以上，q12h×5 次，第 3～5 天。

P-ASP 2500U/(m² · d)(最大每次 3750U)，im，第 6 天或 L-ASP(E.Coli)：25 000 U/(m² · d)，im/iv，第 6、11 天。

TIT 第 5 天。

（7）6-MP＋MTX/CA/VD＋TIT（高危维持）：每 4 周一循环

第 1～2 周：6-MP 50 mg/(m² · d)，po，第 1～14 天

MTX 20 mg/(m² · d)，po，第 1、8 天

第 3 周：CTX300 mg/(m² · d)，IV，第 15 天

Ara-C 300 mg/(m² · d)，iv，th，第 15、18 天

（从维持治疗的第 49 周开始，由 6-MP/MTX 代替）

第 4 周：DXM 6 mg/(m² · d)，第 22～26 天

VCR 2 mg/(m² · d)(最大 2 mg/次)IV，第 22 天

（从维持治疗的第 81 周开始，由 6MP/MTX 代替）TIT：维持治疗每 4 周 1 次×10 次(d15)，整个化疗过程中共 23 次。

男/女：1 周～48 周，共 12 个循环，6-MP＋MTX/CA/VD

男：49 周～80 周，共 8 个循环，6-MP＋MTX/VD

女：49 周～68 周，共 5 个循环，6-MP＋MTX/VD

男：81 周～92 周，共 3 个循环，6-MP＋MTX 总疗程：女孩 2 年，男孩 2.5 年。

（二）诱导治疗失败的患儿进入新药临床试验

（三）符合条件行造血干细胞移植（HSCT）的患者进行 HSCT，标准见表 7-5

表 7-5　造血干细胞移植适应证

	HLA 相合同胞移植	HLA 相合无关供者或脐血移植	不匹配的相关或无关骨髓移植
诱导治疗失败	√	√	√
t(9;22)＋未使用酪氨酸激酶抑制剂	√	√	√

（续表）

	HLA 相合同胞移植	HLA 相合无关供者或脐血移植	不匹配的相关或无关骨髓移植
t(4;11)＋年龄＜6个月 或 WBC＞300×10⁹/L	√	√ MRD＞10^{-2}	
PPR＋T-ALL	MRD＞10^{-3}	MRD＞10^{-3}	MRD＞10^{-2}
PPR＋WBC＞100×10⁹/L	MRD＞10^{-3}	MRD＞10^{-3}	MRD＞10^{-2}
MRD 水平	MRD＞10^{-3}	MRD＞10^{-3}	MRD＞10^{-2}

（四）合并 BCR/ABL 融合基因阳性者的治疗

加用伊马替尼 260～340mg/(m² · d)或达沙替尼 60mg/(m² · d)至维持治疗结束。

（五）中枢神经系统白血病(CNSL)的防治

CNSL 的预防及治疗流程参见图 7-5。治疗原则参见图 7-6。鞘注具体方案参见表 7-6。脑脊液分级标准主要依据临床表现、影像学改变、脑脊液细胞计数及脑脊液细胞形态学(离心涂片法及流式细胞仪检测),具体参见图 7-7。

注意:在诊断时第一次腰穿对脑脊液分级很重要,应在完全镇静状态下,由有经验的医生操作,以避免创伤性腰穿。血小板计数低伴有出血者需输血小板后进行。

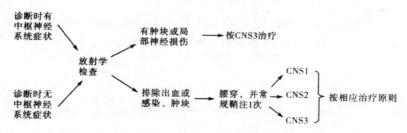

图 7-5 儿童 ALL 中枢神经系统白血病防治流程

表 7-6 儿童 ALL 中枢神经系统白血病鞘注剂量

年龄(岁)	MTX(mg)	Ara-C(mg)	DEX(mg)
患儿＜1	6	18	2
1≤患儿＜2	8	24	2.5
2≤患儿＜3	10	30	3
患儿≥3	12	36	4

CNS1治疗 {
无颅脑放疗，所有患者均接受预防性单联/三联鞘注
SR：预防性单剂MTX鞘注，大剂量MTX剂量为$2g/m^2×4$
IR：预防性三联鞘注，大剂量MTX剂量为$5g/m^2×4$
HR：预防性三联鞘注，大剂量MTX+大剂量Ara-C
}

CNS2治疗 {
无颅脑放疗
SR：在诱导缓解VDLD中（第8、22天）增加2次MTX鞘注
IR：在诱导缓解VDLD中（第8、22天）增加2次三联鞘注
HR：在诱导缓解VDLD中（第8、22天）增加2次三联鞘注
即在诱导治疗中第1、8、15、22、33天进行5次鞘注治疗
}

CNS3治疗 {
包括颅脑放疗
IR：在诱导缓解VDLD中（第8、22天）增加2次三联鞘注
HR：在诱导缓解VDLD中（第8、22天）增加2次三联鞘注，在巩固治疗HR-2中第5天各增加1次三联鞘注
即在诱导治疗中每周1次鞘注治疗（第1、8、15、22、33天），直至脑脊液检查正常，至少5次
颅脑放疗：在完成延迟强化治疗后接受颅脑放疗，<1岁不放疗；1岁≤年龄<2岁剂量为12Gy
年龄≥2岁剂量为18Gy
}

鞘注总次数 {
SR：预防性单剂MTX鞘注共17次，CNS2增加2次
IR：预防性三联鞘注共17次，CNS2、CNS3各增加2次
T-ALL：预防性三联鞘注共23次，CNS2、CNS3各增加2次
HR：预防性三联鞘注共23次，CNS2增加2次、CNS3增加4次
}

全身性化疗 {
SR：HD-MTX剂量为$2g/m^2$
IR：HD-MTX剂量为$5g/m^2$
HR：HD-MTX剂量为$5g/m^2$，HD-Ara-C剂量为$2g/m^2$
}

图 7-6　儿童 ALL 中枢神经系统白血病防治原则

CNS {
CNS1 {
同时符合以下3条：
（1）脑脊液中无白血病细胞
（2）无中枢神经系统异常的临床表现
（3）无中枢神经系统异常的影像学（CT/MRI）依据
}

CNS2 {
符合以下任何1条：
（1）腰穿无损伤：脑脊液不混血（红细胞计数：白细胞计数≤100：1）时，脑脊液白细胞计数≤5/μl，并见到明确的白血病细胞
（2）腰穿有损伤：脑脊液混血（红细胞计数：白细胞计数>100：1）时，脑脊液见到明确的白血病细胞
（3）腰穿有损伤并为血性脑脊液，如初诊白细胞计数>$50×10^9$/L则归为CNS2
}

CNS3
（即CNSL） {
符合以下任何1条：
（1）脑脊液白细胞计数>5/μl，并以白血病细胞为主，同时红细胞计数：白细胞计数≤100：1；或者脑脊液白细胞计数>5/μl，其中白血病细胞所占比例高于外周血幼稚细胞百分比
（2）颅神经麻痹，即使脑脊液中无白血病细胞
（3）CT/MRI显示脑或脑膜病变
}
}

图 7-7　儿童 ALL 中枢神经系统白血病脑脊液分级标准

(六)复发患儿采用 VIP-AspD 方案化疗

具体方案如下：

VIP-AspD：疗程 4 周 DXM：10mg/(m² · d)，第 1～28 天

IDA：6 mg/(m² · d)，iv，th，第 1、8、15、22 天

VDS：3mg/(m² · d)（最大每次 5mg），iv，第 1、8、15、22 天

P-ASP：2500U/(m² · d)（最大每次 3750U），im，第 3、17 天

三、化疗前准备及支持治疗

见第一章第一节急性白血病诊疗常规，并遵循儿童补液原则。

四、PICC 维护管理

五、化疗后 35 天内,必须复查的检查项目

(1)血常规、血生化、电解质。

(2)脏器功能评估。

(3)骨髓检查(如 33 天时血象仍处于恢复过程中,可延长至 40 天)。

(4)微小残留病变检测(有条件时)。

六、化疗中及化疗后对症支持治疗

1.感染防治

参见第一章第七节血液科抗生素使用原则。

2.脏器功能损伤的相应防治

见第一章第一节急性白血病诊疗常规,并遵循儿童补液原则。

3.成分输血

见第一章第一节急性白血病诊疗常规,并遵循儿童补液原则。

4.造血生长因子

见第一章第一节急性白血病诊疗常规。

七、出院标准

(1)一般情况良好。

(2)没有需要住院处理的并发症和(或)合并症。

第三节　儿童急性髓系白血病(非 APL)

一、儿童急性髓系白血病(非 APL)诊断

(一)目的

确立儿童急性髓系白血病一般诊疗的标准操作规程,确保患儿诊疗的正确性和规范性。

(二)范围

适用儿童急性髓系白血病(非 APL)患儿的诊疗。

(三)诊断要点及依据

1.诊断依据

(1) World Health Organization Classification of Tumors. Pathology and Genetic of Tumors of Haema-topoietic and Lymphoid Tissue(2008)

(2)《血液病诊断及疗效标准》第三版,科学出版社

(3)AML99 Protocol.(Tsukimoto et al.Journal of Clinical Oncology 2009.).

2.临床表现

不能用感染解释的发热;早期可出现贫血,随病程进展贫血进行性加重,并出现与贫血相

关的临床症状,如面色苍白、乏力、心悸等,贫血程度与疾病严重程度及预后无关;常见的出血部位为皮肤、黏膜,偶有颅内及消化道的致命性出血,急性早幼粒细胞白血病及急性单核细胞白血病常以出血为首发症状;白血病细胞大量增生,使骨髓腔内压力增高或浸润破坏骨皮质引起骨痛;白血病细胞可浸润多脏器引起相应的临床症状和体征,如肝、脾及淋巴结肿大,但不如ALL常见;M4和Ms型患儿可有牙龈增生;伴有t(8;21)的AML患儿易见脊髓浸润表现出的相应症状(如下肢麻木甚至截瘫)、颅神经浸润表现(如斜视、复视等症状);白血病细胞浸润骨膜、硬脑膜等部位可形成绿色瘤(绿色瘤的好发部位为眼眶骨膜之下,引起突眼及周围组织淤血样改变)。

3.实验室检查

(1)血常规:可有不同程度的贫血,多为正细胞正色素性贫血;约半数以上患儿血小板计数 $<50\times10^9/L$;外周血白细胞计数$(1\sim500)\times10^9/L$,约20%患儿诊断时白细胞计数$>100\times10^9/L$。外周血中幼稚细胞比例不定,低白细胞者外周血中可无幼稚细胞。

(2)细胞形态学:骨髓增生程度多为活跃及明显活跃,分类中最主要的特征是被累及的血细胞系列有原始和幼稚(早幼)细胞大量增生,具体形态学特征见FAB分型标准(表7-7)。

表 7-7 急性髓系白血病 FAB 分型(1985 年修订)标准

分型名称	FAB 分型标准
M₁急性粒细胞白血病微分化型	骨髓原粒细胞(Ⅰ+Ⅱ型)在非红细胞(NEC)中≥90%,≥3%原粒细胞 MPO、SBB 阳性,早幼粒细胞以下的各阶段粒细胞或单核细胞<10%
M₂急性粒细胞白血病部分成熟型	骨髓原粒细胞(Ⅰ+Ⅱ型)占 30%~89%(NEC);早幼粒细胞以下阶段细胞>10%,单核细胞<20%
M₃多颗粒型急性早幼粒细胞白血病	骨髓中以多颗粒的早幼粒细胞为主,>30%。胞质粗黑颗粒,常覆盖细胞核,核不规则,呈折叠或肾形,含束捆状 Auer 小体,MPO 强阳性
M₃ᵥ变异型急性早幼粒细胞白血病	特征是细胞呈双叶状或胞质呈肾形,细胞质内以细颗粒为主。与典型的 M3 型细胞一样,MPO 和 SBB 强阳性。M₃ᵥ与 M₃型细胞的免疫表型也完全相同,且具有相同的染色体异常 t(15;17)
M₄急性粒-单核细胞白血病	有下列多种情况:①骨髓中原始细胞>30%(NEC),原粒细胞加早幼、中性中幼及其他中粒细胞在 30%~79%,不同成熟阶段的单核细胞>20%;②骨髓象如上述,外周血中单核细胞系(包括原始、幼稚及单核细胞)≥5×10⁹/L;③外周血单核细胞系<5.0×10⁹/L,而血清溶菌酶以及细胞化学支持单核细胞系的细胞有显著数量者;④骨髓象类似 M₂,而单核细胞系>20%,或血清溶菌酶超过正常(11.5±4)mg/L 的 3 倍或尿溶菌酶超过正常(2.5mg/L)的 3 倍;⑤骨髓象类似 M₂,外周血单核细胞≥5×10⁹/L 时亦可划分为 M₄

分型名称	FAB 分型标准
M_4E_o急性粒单细胞白血病伴嗜酸细胞增多	骨髓中嗜酸性粒细胞＞5％（NEC），这些嗜酸性粒细胞较异常，除有典型的嗜酸颗粒外，还有大的嗜碱（不成熟）颗粒，还可有不分叶的核，细胞化学染色氯乙酸酯酶及 PAS 染色明显阳性
M_{5a}急性单核细胞白血病未分化型	骨髓原始单核细胞≥80％（NEC）
M_{5b}急性单核细胞白血病分化型	骨髓原始单核细胞Ⅰ＋Ⅱ型＜80％（NEC），其余为幼稚及成熟单核细胞等
M_6急性红白血病	骨髓（NEC）原始细胞（原粒细胞或原始单核细胞）Ⅰ＋Ⅱ型≥30qo，红细胞系≥50％
M_7急性巨核细胞白血病	急性巨核细胞白血病：骨髓中原始＋幼稚巨核细胞≥30％，如原始细胞呈未分化型，形态不能确定时，应做电镜血小板过氧化物酶检查，或用血小板膜糖蛋白单克隆抗体（CD41、CD61、CD42）以证明其为巨核细胞系。如骨髓干抽，有骨髓纤维化，则需骨髓活体组织检查，用免疫酶标技术证实有原巨核细胞增多

注：1.1990 年补充诊断急性髓细胞白血病未分化型-M_o：①形态上呈原始细胞特征，胞质大多透亮或中度嗜碱，无嗜天青颗粒及 Auer 小体，核仁明显，类似 ALL-L2；②组化：POX 及 SBB 染色＜3％；③免疫标志：髓系 CD33 和（或）CD13 可阳性；淋系抗原阴性；可有 CD7、TdT 阳性；④电镜 MPO 阳性；⑤常伴有 del(7q)，-7，de15q，-5 染色体异常。2.国内将 Mz 分为 M_{2a}和 M_{2b}，M_{2b}形态学特点与 t(8；21)M_2 一致，骨髓中原始及幼粒细胞增多，以异常的中性中幼粒细胞增生为主（＞30％），具有明显核质发育不平衡，胞质中多空泡，核凹陷处有团块状特异颗粒。

（3）细胞组织化学染色：AML 的不同亚型其细胞化学染色特点不尽相同，因此 AML 的细胞化学染色对该病的诊断十分重要。各型急性髓系白血病细胞化学染色特点见表 7-8。

（4）流式细胞术免疫学分型：免疫表型可以提示白血病细胞的分化系列及分化阶段，鉴别率高达 98％。因此，对某些单纯以形态学难以分型的 AML，如 M_0、M_1、M_7，急性未分化型白血病（acute undifferentiated leukemia，AUL）、急性杂合型白血病（acute heterozygosis leukemia，AHL）等，免疫分型检查十分重要。但免疫分型对 AML 的预后价值不大。

表 7-8　急性髓系白血病细胞化学染色

AML 分型	POX	SBB＞3％	PAS	NAS-DCE	NAS-DAE	（＋NaF）	NAP
M_1、M_2	-～++	++～+++	-～+	+～++	-～+	不抑制	↓
M_3	+++～+++	+++～+++	+～+++	++～+++	++～+++	不抑制	↓
M_4	-～++	+～+++	-～++	-～++	+～+++	部分抑制	↑或↓
M_5	-～+	-～++			++～+++	抑制	↑或↓
M_6							
（幼红细胞）	-	-～+	+～+++				↓
M_7-	-	+～+++	-		↓		

1)AML-M_0 和 AML-M_1：白血病细胞至少表达 CD13 或 CD33，同时伴有 HLA-DR 的表

达及不成熟细胞标志 CD34 和 CD117 的表达。通常不伴髓系成熟抗原,如 CD15、CD11b 或 CD14 的表达,淋系抗原阴性。CD7 和 CD56 阳性,特别是髓系细胞伴 CD7$^+$,提示为白血病细胞。胞质 MPO$^+$ 对髓系诊断更为特异,M_0、M_1 的白血病细胞胞质 MPO$^+$。

2)AML-M_2:HLA-DR$^+$,小白血病细胞常 CD34$^+$CD117$^+$,很少表达 CD15 等分化成熟抗原;大白血病细胞 CD33 表达强度减弱,出现 CD13、CD15 及 CDllb 等的表达。

3)t(8;21)AML:原始细胞 CD34$^+$。80％以上患者的原始细胞表达 CD19。50％左右的患者白血病细胞 TdT 可阳性。

4)t(15;17)APL:HLA-DR 阴性,均一性 CD33$^+$,CD13 强弱不一,CD34 表达呈异质性。通常 CD14$^-$、CD15$^-$,可以 CD34$^-$ CD15$^-$/C D34$^-$ CD15$^+$/CD34$^+$ CD15$^-$。单一群体细胞 CD34CD15 表达异质性,结合 CD13 异质性表达,高度提示存在 PML/RARα 重排。

5)AML-$M_4$$E_0$:免疫表型类似 AML-$M_4$,表达 CD33、CD13、CD15、CD4、CDllc、CD14、CD64 和 HLA-DR,CD2＋及 CD45 强阳性(CD45^{bright})细胞增多高度提示该病。

6)AML-M_5:原始细胞常与正常单核细胞区域部分重叠交叉,与正常粒单细胞难于分辨,因此,鉴别 M_5 常需多个单抗进行分辨。通常 CD33 强阳性(CD33^{bright})CD13$^-$CD34$^-$ 表型或单核细胞相关抗原 CD64、CD14 高表达时才能提示 AML-M_5。CD11b 与其他抗原(粒细胞 HLA-DR-CD45bright,单核细胞 HLA-DR＋CD45dim)同时表达也能提示 M5。其他方法,如 CD36、CD56 和 CD4 用于鉴别单核细胞,但均不具特异性。

7)AML-M_6:免疫表型特征不典型。CD71 及血型糖蛋白抗原高表达,原始细胞具有不成熟髓系细胞表型,此时易与 MDS 的 RAEB 和 RAEB-t 混淆。细胞对溶血过程敏感,因而 FACS 检测较为困难。

8)AML-M7:本型的诊断需免疫表型和(或)电镜检查。原始巨核细胞常高表达 CD41、CD61,需注意细胞黏附血小板造成的假阳性结果。CD42b 为成熟巨核细胞标志,可在血小板表达,而不表达于 CD61＋CD42-的原始巨核细胞,可用于排除假阳性。

(5)细胞遗传学:79％～85％的儿童 AML 伴有染色体异常。其中约半数 AML 病例只以单独核型异常出现,其余伴有附加异常。采用高分辨技术,核型异常发现率高达 90％以上。AML 的染色体异常以结构畸变为主,高达 39 种之多,某些特殊的结构异常,如 t(8;21)(q22;q22)、t(15;17)(q22;ql1～12)、和 inv(16)(p13;q22)或 t(16;16)(p13;q11),与良好预后相关。表 7-9 为 AML 常见的染色体异常。

(6)分子生物学:常见的分子遗传学特征见表 7-9。

表 7-9 儿童急性髓系白血病常见的细胞遗传学及分子遗传学特征

伴有特异性细胞遗传学异常的急性髓细胞白血病
伴有 t(8;21)(q22;q22)AMLI(CBF a)/ETO 的急性髓细胞白血病
伴有 t(15;17)(q22;q11～12),PMU RARα 及变异的急性早幼粒细胞白血病
伴有 inv(16)(p13;q22)或 t(16;16)(p13;qll),CBFβ/MYH11X 的骨髓嗜酸细胞异常增多的 AML
伴有 11q23(MLL)异常的急性髓细胞白血病

4.鉴别诊断要点

根据典型的临床表现及实验室检查 AML 的诊断并不困难。但儿童粒细胞缺乏的恢复期、某些感染所致的类白血病反应及神经母细胞瘤常有与 AML 类似的临床表现,需仔细鉴别。

(1)传染性单核细胞增多症:是由 Epstein-Barr 病毒(EBV)引起的急性单核-吞噬细胞系统增生性疾病,病程常具自限性。临床以不规则发热,咽峡炎,肝、脾及淋巴结肿大为特征,外周血白细胞总数不同程度增加,以大量异常淋巴细胞增多为主。血清嗜异凝集实验及 EB 病毒抗体可呈阳性。上述临床表现及实验室检查可与 AML 相鉴别。

(2)类白血病反应:类白血病反应是由于某些因素,如感染、中毒、恶性肿瘤骨髓转移及急性失血、溶血等原因刺激机体造血组织引起的一种类似白血病的血液学改变,如外周血白血病细胞总数增高、分类中可见幼稚细胞、部分病例可同时伴有贫血及血小板减少,但并非真正的白血病。诊断时仔细询问病史并进行相应的实验室检查容易鉴别。

(3)神经母细胞瘤:神经母细胞瘤的患儿常以眼眶部骨浸润为首发表现,需与 AML 的绿色瘤相鉴别。

(四)诊断规程

1.采集病历

(1)现病史:应包括患儿症状(贫血、出血、感染以及髓外浸润等相关症状)初始时间、严重程度以及相关治疗情况。

(2)既往史、个人史:应包括疫苗接种史、家庭装修史、放射线等接触史、孕期感染史及生产史,生长发育史,有无不良饮食习惯,是否有肿瘤病史以及肿瘤家族史;询问其他重要脏器疾病史。

(3)体检:应包括贫血、出血相关体征,肝、脾及淋巴结肿大情况,有无感染病灶等。

2.入院检查

(1)初诊时必要检查(含主要鉴别诊断,治疗选择相关,预后判断相关):①常规:血常规、尿常规、便常规＋潜血、血型;②骨髓:骨髓分类(应包括三系病态造血的具体描述);骨髓活检病理,包括免疫组织化学染色(儿童通常在骨髓干抽取材困难时行此项检查,包括石蜡包埋同时进行骨髓病理免疫组织化学染色;髓系加 NPM1);全套组化;巨核细胞酶标;染色体核型(荧光原位免疫杂交);流式细胞仪免疫表型分析;分子生物学,包括 AMLI/ETO、MLL/AF4、MYH11/CBFp、BCR/ABL P210、BCR/ABL P190、NPM1 突变、c-Kit 突变、CEBPA 突变、FLT3/ITD,FLT3/TKD;③生化:肝肾功能、空腹血糖;乙肝五项、丙肝抗体、甲肝抗体、HIV、梅毒螺旋体抗体测定;电解质六项;乳酸脱氢酶及同工酶;心肌酶谱;④其他:免疫球蛋白定量;淋巴细胞亚群;凝血八项;心电图、X 线胸片/肺 CT、腹部 B 超、头 CT;眼底、口腔、耳鼻喉检查;脑脊液检查,包括压力、常规、生化、β2-微球蛋白,流式细胞术微小残留病变检测(第一次腰穿时和疑诊中枢神经系统白血病时)。

(2)初诊时需要检查(与鉴别诊断相关):骨髓,包括电镜形态及免疫组织化学(MPO,

PPO)及髓外浸润(病理活检及免疫组化)。

(3)入院时可选检查(有必要开展的、研究相关的;可能的并发症等):①骨髓:可选项目,如 Runxl 突变、IDH1 突变、WT1 突变、MLL-PTD、BAALC、EGR、MN1 表达水平、Micro-RNA 筛查;必选项目,如 MLL、EVI1、RUNX1 等相关基因异常筛查;白血病综合药敏;P170 蛋白 (耐药免疫表型);mdrl(多药耐药基因);②其他:胆固醇、三酰甘油;免疫学;细菌、真菌培养+药敏;入院时常规送鼻、口、肛周、痰培养及感染部位分泌物培养(需要);住院中体温大于 38.5℃,持续 2 天以上,非感染原因难以解释,送可疑部位分泌物培养;病人第一次发热及有畏寒、寒战者留取血培养,并送可疑部位分泌物培养。

3.诱导治疗期检查

疗程结束后 15~21 天,复查骨髓分类,同时监测 MRD(以流式细胞术检测或以 PCR 检测有异常分子生物学表达者)。

4.缓解后治疗期检查

(1)每次化疗前行骨髓穿刺分类及融合基因检测,此后定期查 FISH、融合基因。

(2)若初诊时染色体核型异常及其他分子生物学标志物(如 FLT3 及 NPM1 异常等),复查至正常。

(3)缓解后复查免疫球蛋白定量。

(4)淋巴细胞亚群于缓解后,3、6、12、18、24 个月复查。

(5)采用流式细胞仪监测微小残留病变(注明治疗前特点)。

5.复发后检查

(1)骨髓分类。

(2)染色体核型。

(3)流式细胞术免疫表型。

(4)FLT3/ITD,FLT3/TKD。

(5)多药耐药基因(mdrl)、多药耐药表型(P170)、白血病综合药敏。

(6)外周血淋巴细胞亚群。

(7)免疫球蛋白定量。

二、治疗方案的选择

(一)诱导化疗方案

儿童 AML 危险度分组原则参见图 7-8。

年龄在 0~15 岁的初治患儿诱导化疗方案及流程选择原则参见图 7-9。

具体化疗方案如下:

诱导 A:依托泊苷(VP-16)150mg/m² 维持 2h,第 1~5 天

阿糖胞苷(Ara-C)200mg/m² 维持 12h,第 6~12 天

米托蒽醌(MTZ)5mg/m²,第 6~10 天

三联鞘注:第 6 天

诱导 B:依托泊苷(VP-16)100 mg/m² 维持 2h 第 1~3 天且 200 mg/m² 维持 2h,第 11~13 天

阿糖胞苷(Ara~C)500 mg/m² 维持 24h 第 4~6 天且 500 mg/m² 维持 20h,第 11~13 天

去甲氧柔红霉素(IDA)8mg/m² 维持 1h,第 4~6 天

三联鞘注:第 4 天诱导 C:依托泊苷(VP16)200mg/m² 维持 2h,第 8~10 天

阿糖胞苷(Ara-C)500 mg/m² 维持 24h,第 1~3 天且 500 mg/m² 维持 20h,第 8~10 天

去甲氧柔红霉素(IDA)8mg/m² 维持 1h,第 1~3 天

三联鞘注:第 1 天

(二)巩固强化治疗方案(依据图 7-9 顺序序贯治疗)

方案 1:阿糖胞苷(Ara-C)3g/m² 维持 3h q12h,第 1~3 天

依托泊苷(VP-16)100mg/m² 维持 2h,第 1~5 天

去甲氧柔红霉素(IDA)10mg/m² 维持 th,第 1 天

三联鞘注:第 1 天

方案 2:阿糖胞苷(Ara-C)200mg/m² 维持 24h,第 4~8 天

依托泊苷(VP-16)l50mg/m² 维持 2h,第 1~3 天

米托蒽醌(MTZ)5mg/m²,第 4~6 天

三联鞘注:第 1 天

方案 3:阿糖胞苷(Ara-C)2g/m² 维持 3h q12h,第 1~5 天

依托泊苷(VP-16)100mg/m² 维持 2h,第 1~5 天

三联鞘注:第 1 天

方案 4:阿糖胞苷(Ara-C)3g/m² 维持 3h q12h,第 1~3 天

依托泊苷(VP-16)100mg/m² 维持 2h,第 1~5 天

去甲氧柔红霉素(IDA)10mg/m² 维持 th,第 1 天

三联鞘注:第 1 天

方案 5L:阿糖胞苷(Ara-C)2g/m² 维持 3h q12h,第 1~5 天

依托泊苷(VP-16)100mg/m² 维持 2h,第 1~5 天

三联鞘注:第 1 天

方案 5H:阿糖胞苷(Ara-C)200mg/m² 维持 24h q12h,第 4~8 天

依托泊苷(VP-16)l50mg/m² 维持 2h,第 1~3 天

米托蒽醌(MTZ)5mg/m²,第 4~6 天

三联鞘注:第 1 天

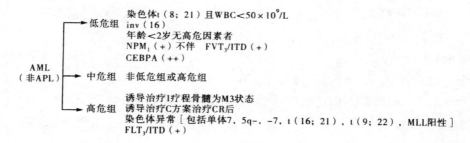

图 7-8　儿童急性髓系白血病危险度分组标准

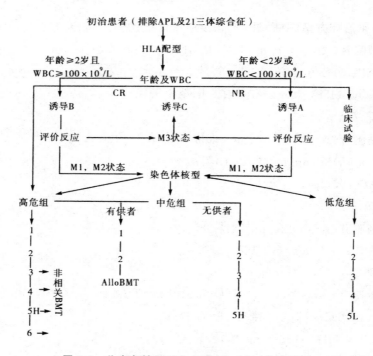

图 7-9　儿童急性髓系白血病(非 APL)临床路径

方案 6:依托泊苷(VP-16)200mg/m² 维持 2h,第 1～3 天和第 8～10 天

阿糖胞苷(Ara-C)500mg/m² 维持 20h,第 1～3 天和第 4～6 天

三联鞘注:第 1 天

注:①低危组:仅用联合化疗;高危组:推荐在 CR 后行异基因造血干细胞移植,包括无关/相合同胞供者的造血干细胞移植;中危组:HLA 匹配相关供者的可行造血干细胞移植,无相合供者完成巩固治疗或行 4 疗程巩固治疗后联合自体造血干细胞移植;②骨髓缓解状态定义:M_1 状态:幼稚细胞<5％;M_2 状态:5％≤幼稚细胞<20％;M_3 状态:幼稚细胞≥20％;③使用中大剂量阿糖胞苷时,可以预防性使用激素眼膏,预防角膜结膜炎;同时可使用大剂量维生素 B_6 预防神经毒性:150mg/m²,iv/po,q12h;④所有治疗患者诱导治疗结束后第 15 天左右行骨髓形态学监测,若骨髓增生低下者,可于血象恢复后复查,进一步评价;⑤诱导治疗期间若出现严重感染或其他严重并发症等,可中断治疗,病情好转后可继续原中断化疗方案,或评价骨髓后酌情

(三)中枢神经系统白血病(CNSL)的防治

CNSL 的预防及治疗参见图 7-10。

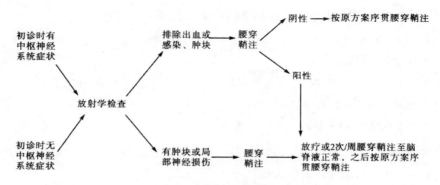

图 7-10　儿童 AML 中枢神经系统白血病防治原则

注意:在诊断时第一次腰穿对脑脊液分级很重要,应在完全镇静状态下,由有经验的医生操作,以避免创伤性腰穿。血小板计数低伴有出血者需输血小板。

脑脊液状态主要依据临床表现、影像学改变、脑脊液细胞压力计数及脑脊液细胞形态学(离心涂片法)。

根据年龄确定鞘注药物剂量参见表 7-10。

表 7-10　儿童 AML 中枢神经系统白血病鞘注剂量

	<3月	<1岁	<2岁	<3岁	>3岁
甲氨蝶呤(mg)	3	6	7.5	10	12.5
阿糖胞苷(mg)	6	12	15	20	25
地塞米松(mg)	2	2	2.5	3	4

(四)诱导以及巩固治疗结束后的随访监测治疗

AML 患者完成全部治疗后仍需随访监测 3～5 年,详情参见图 7-11,有条件应行免疫功能监测(包括免疫球蛋白定量、免疫细胞亚群分析)。

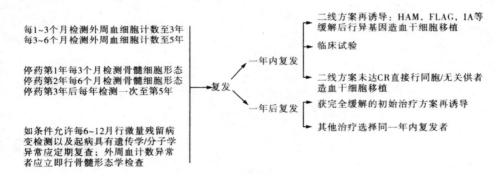

图 7-11　诱导及巩固治疗结束后的随访监测治疗

三、化疗

开始于入院第 3～5 天。

四、化疗后恢复期 21 天内,必须复查的检查项目

（1）血常规、血生化、电解质。

（2）脏器功能评估。

（3）骨髓检查（如 21 天时血象仍处于恢复过程中,可延长至出院日之前）。

（4）微小残留病变检测（有条件时）。

五、化疗中及化疗后治疗

1.感染防治

参见第二章第七节血液科抗生素使用原则。

2.脏器功能损伤的相应防治

参见第二章第一节急性白血病诊疗常规,并遵循儿童补液原则。

3.成分输血

参见第二章第一节急性白血病诊疗常规,并遵循儿童补液原则。

4.造血生长因子

参见第二章第一节急性白血病诊疗常规。

六、出院标准

（1）一般情况良好。

（2）没有需要住院处理的并发症和（或）合并症。